Systemische Therapie in der Dermatologie

Ein praktischer Ratgeber zur Verordnung, Anwendung und Therapieüberwachung

Silja Domm · Regine Gläser · Ulrich Mrowietz
Abt. Dermatologie, Venerologie und Allergologie,
Universitätsklinikum Schleswig-Holstein, Campus Kiel, Deutschland

2., aktualisierte Auflage

Mit freundlicher Unterstützung der Janssen-Cilag GmbH

KARGER Basel · Freiburg · Paris · London · New York · New Delhi · Bangkok · Beijing · Tokyo · Kuala Lumpur · Singapore · Sydney

Dr. med. Silja Domm
Abt. Dermatologie, Venerologie und Allergologie
Universitätsklinikum Schleswig-Holstein, Campus Kiel
Schittenhelmstr. 7, 24105 Kiel, Deutschland
Tel. +49 431 597-1512, Fax -1543
sdomm@dermatology.uni-kiel.de

Für Angaben über Dosierungsanweisungen und Applikationsformen kann keine Gewähr übernommen werden. Der Leser ist durch sorgfältige Prüfung der jeweiligen Fachinformationen angehalten, den aktuellen Stand der zugelassenen Anwendungsgebiete, die empfohlenen Dosierungen sowie die Empfehlungen zu Art und Dauer der Anwendung zu beachten. Diese Angaben können sich kurzfristig ändern.

Bibliographische Information der Deutschen Bibliothek
Die Deutsche Bibliothek verzeichnet diese Publikation in der Deutschen Nationalbibliografie; detaillierte bibliografische Daten sind im Internet über < http://dnb.ddb.de > abrufbar.

Printed in Germany on acid-free paper
by Kraft Druck GmbH, 76275 Ettlingen

ISBN 978-3-8055-9847-7

Inhaltsverzeichnis

Vorwort

Die systemische Therapie ist ein essenzieller Bestandteil der Behandlung von Hauterkrankungen. Nicht immer beschränkt sich die Verabreichung systemischer Medikamente auf schwere Formen von Dermatosen, sondern hat einen wichtigen Stellenwert immer dann, wenn durch die Anwendung topischer Präparate oder von ultraviolettem Licht kein ausreichender Behandlungserfolg zu erzielen ist. Ein Beispiel hierfür ist die Mykose, vor allem die Onychomykose. Stehen topische und systemische Medikamente für die Behandlung einer Dermatose zur Wahl, so richtet sich der Einsatz systemischer Präparate nach Schweregrad, bisheriger Therapieresistenz, aber auch nach dem Prinzip eines schnellen Behandlungserfolgs und hoher Patientenzufriedenheit.

Die Entwicklung neuer Pharmaka für die Therapie von Hauterkrankungen konzentriert sich zurzeit fast ausschließlich auf systemische Medikamente. Hochwirksame therapeutische Antikörper und Fusionsproteine vor allem für die Psoriasis, aber auch für maligne Tumoren der Haut, rekombinante Zytokine und weitere innovative Präparate erfordern eine parenterale Gabe.

Bei Beachtung der grundsätzlichen Regeln im Umgang mit systemischen Medikamenten ist das Risiko für Patient und Arzt nicht größer als bei einer spezifischen Lokaltherapie mit entsprechenden Wirkstoffen. Jedoch ist die Wirkung häufig zuverlässiger und die Patienten-Compliance höher.

Das vorliegende Buch soll für alle Bereiche einer Therapie mit systemischen Medikamenten in der Dermatologie die dafür notwendigen Informationen in kurzer, übersichtlicher und damit praxisnaher Form bieten. Anwendungsbeschränkungen, mögliche unerwünschte Arzneimittelwirkungen, Wechselwirkungen mit anderen Medikamenten werden aufgelistet, aber auch Hinweise zur Therapieüberwachung gegeben.

Die Autoren haben sich besonders bemüht, Empfehlungen für die Anwendung bei Kindern sowie in Schwangerschaft und Stillzeit zu geben, da hier erfahrungsgemäß die meisten Fragen und Probleme auftreten.

Das Buch erhebt keineswegs einen Anspruch auf Vollständigkeit. Es behandelt aber die am häufigsten verwendeten Substanzen, die nach Ansicht der Autoren die höchste Relevanz für die Praxis haben. Die erwähnten Präparate haben Beispielcharakter, selbstverständlich können Alternativpräparate mit gleichem Wirkstoff und gesicherter Bioverfügbarkeit genauso gut angewendet werden.

Die Beachtung von aktuellen Fachinformationen, neuen publizierten Daten zu den einzelnen Wirkstoffen sowie von Leitlinien kann die hier dargestellten Informationen ergänzen. Auch der Erfahrungsaustausch unter Kollegen und der Kontakt zu Zentren, die mit den jeweiligen Therapien vertraut sind, sollen helfen, die systemische Therapie in der Dermatologie nicht nur beizubehalten, sondern weiter auszubauen.

Silja Domm
Regine Gläser
Ulrich Mrowietz

Vorwort zur zweiten Auflage

Eine zweite Auflage anfertigen zu können ist immer ein gutes Zeichen! Offenbar hat das Buch in der Dermatologie so viel Anklang gefunden, dass eine weitere Auflage nötig wird. Das freut natürlich die Autoren, die mit dem Buch Neuland betreten haben. Zum einen, weil die systemische Therapie in der traditionellen, auf die Lokaltherapie konzentrierten Dermatologie noch nicht so fest etabliert ist wie in den meisten anderen medizinischen Fachdisziplinen. Zum anderen, weil das Interesse an der Systemtherapie stark zunimmt. Diese erfreuliche Entwicklung hat viele Gründe. Natürlich spielt der wissenschaftliche Fortschritt mit der Entwicklung der zielgerichteten Behandlungen (sogenannte «targeted therapies») besonders für die Psoriasis hierbei eine zentrale Rolle. Therapeutische Antikörper gegen wichtige, krankheitsbestimmende Botenstoffe wie den Tumor-Nekrose-Faktor oder die Interleukine 12 und 23 erreichen eine früher kaum vorstellbare Effektivität bei einem großen Teil der behandelten Patienten. Aber auch die verstärkte Nachfrage der Patienten nach wirksamen und dabei einfach anwendbaren Behandlungen führt zur vermehrten Anwendung systemischer Therapien.
Schon in dieser zweiten Auflage müssen neu zugelassene Substanzen wie Ustekinumab (Interleukin-12/23p40-Antagonist) und Weiterentwicklungen bewährter Wirkstoffe wie das Retinoid Alitretinoin zur Behandlung des chronischen Handekzems aufgenommen werden – eine gute Entwicklung!
Für viele der aufgeführten Medikamente gibt es neue Informationen zu unerwünschten Arzneimittelwirkungen, zu möglichen Wechselwirkungen oder neue Monitoringempfehlungen. Die Autoren haben sich wieder bemüht, diese Informationsflut praktisch nutzbar umzusetzen und den Charakter des Buches als schnelles Nachschlagewerk für die wichtigsten Informationen zu den am häufigsten in der Dermatologie verwendeten Systemtherapeutika zu erhalten. Das Kitteltaschenformat und die übersichtliche Gliederung sind dabei natürlich sehr hilfreich. Neu hinzugekommen ist ein kurzes Kapitel zur Therapie der wichtigsten Geschlechtskrankheiten, das sich an den deutschen STD-Leitlinien und den Empfehlungen des «Centers for Disease Control» (CDC) orientiert und das im «Anhang» zu finden ist.
Somit hoffen wir, dass die Leser mit der zweiten Auflage wieder so zufrieden sind wie mit der ersten.

Silja Domm
Regine Gläser
Ulrich Mrowietz

Erklärung

Die Verfasser haben sich bemüht, alle Informationen nach dem aktuellen Stand des Wissens aus den zur Verfügung stehenden Quellen (Fachinformationen, «Rote Liste», Leitlinien der Arbeitsgemeinschaft der Wissenschaftlichen Medizinischen Fachgesellschaften, AWMF) wiederzugeben.

Beim Gebrauch dieses Buches sind folgende Punkte zu beachten:

- Allergien und/oder Überempfindlichkeitsreaktionen gegen die besprochenen Substanzen sowie Galaktose-/Fruktoseintoleranz werden als Kontraindikation (KI) grundsätzlich **nie** erwähnt.
- Unerwünschte Arzneimittelwirkungen (UAW), die nach der gültigen Klassifikation nur «sehr selten» auftreten oder den Status «nicht bekannt» (ehemals «Einzelfälle») haben, werden grundsätzlich nur dann erwähnt, wenn die Autoren diese für besonders relevant erachten.
- Für «Kontraindikation» (KI) wird folgende Definition verwendet: «Zustände und Erkrankungen, bei denen das Fertigarzneimittel keinesfalls oder im Allgemeinen nicht angewendet werden darf».
- Für «relative Kontraindikation» wird folgende Definition verwendet: «Zustände und Erkrankungen, bei denen das Fertigarzneimittel in der Regel nicht angewendet werden soll».
- Alle Dosierungsempfehlungen gelten für Erwachsene oder sind sonst speziell gekennzeichnet.
- Wi↑/↓bedeutet, dass die Wirkung der besprochenen Substanz verstärkt/vermindert wird.
- (Wi↑/↓) bedeutet, dass die Wirkung des unter «Wechselwirkungen» (WW) aufgeführten Medikaments durch die besprochene Substanz verstärkt/vermindert wird.

Wirkstoff

erhältliche Konfektionierung

Packungsgrößen

dels-
e

Etanercept
Enbrel 25/50 mg *Injektionslösung* (Fertigspritze) 4/8/24 (25 mg) 4/12 (50 mg)
Dos.: 25/50 mg 2 × wöchentlich s. c.

Dosierungsempfehlung

Medikamenteninformation (Beispiel)

Wichtige Definitionen und Einteilungen

Häufigkeit unerwünschter Arzneimittelwirkungen

Sehr häufig: ≥10%	früher häufig
Häufig: ≥1%–≤10%	früher gelegentlich
Gelegentlich: ≥0,1%–≤1%	früher selten
Selten: ≥0,01%–≤0,1%	früher sehr selten
Sehr selten: <0,01% (inkl. Einzelfälle)	früher Einzelfälle
Nicht bekannt (Häufigkeit auf Grundlage der verfügbaren Daten nicht abschätzbar)	

Nach: «Guideline on Summary of Product Characteristics» bzw. «Guideline on the Readability of the Label and Package Leaflet of Medicinal Products for Human Use», Bundesinstitut für Arzneimittel und Medizinprodukte, 27.04.2007; *www.bfarm.de*

Auswirkungen von Medikamenten in der Schwangerschaft

Gr1	Bei umfangreicher Anwendung am Menschen hat sich kein Verdacht auf eine embryotoxische/teratogene Wirkung ergeben. Auch der Tierversuch erbrachte keine Hinweise auf embryotoxische/teratogene Wirkungen.
Gr2	Bei umfangreicher Anwendung am Menschen hat sich kein Verdacht auf eine embryotoxische/teratogene Wirkung ergeben.
Gr3	Bei umfangreicher Anwendung am Menschen hat sich kein Verdacht auf eine embryotoxische/teratogene Wirkung ergeben. Der Tierversuch erbrachte jedoch Hinweise auf embryotoxische/teratogene Wirkungen. Diese scheinen für den Menschen ohne Bedeutung zu sein.
Gr4	Ausreichende Erfahrungen über die Anwendung beim Menschen liegen nicht vor. Der Tierversuch erbrachte keine Hinweise auf embryotoxische/teratogene Wirkungen.
Gr5	Ausreichende Erfahrungen über die Anwendung beim Menschen liegen nicht vor.
Gr6	Ausreichende Erfahrungen über die Anwendung beim Menschen liegen nicht vor. Der Tierversuch erbrachte Hinweise auf embryotoxische/teratogene Wirkungen.
Gr7	Es besteht ein embryotoxisches/teratogenes Risiko beim Menschen (1. Trim.).
Gr8	Es besteht ein fetotoxisches Risiko beim Menschen (2. und 3. Trim.).
Gr9	Es besteht ein Risiko perinataler Komplikationen oder Schädigungen beim Menschen.
Gr10	Es besteht das Risiko unerwünschter hormonspezifischer Wirkungen auf die Frucht beim Menschen.
Gr11	Es besteht das Risiko mutagener/karzinogener Wirkung.

Bemerkung

Gr1–Gr3

Arzneimittel, von denen mit an Sicherheit grenzender Wahrscheinlichkeit angenommen werden kann, dass sie von einer großen Zahl von schwangeren Frauen eingenommen wurden, ohne dass sich bis heute Hinweise auf eine erhöhte Rate an Missbildungen oder andere klinisch relevante Folgen für den Embryo ergeben hätten.

Gr4–Gr6

Arzneimittel, von denen man annimmt, dass sie nur von einer kleinen Anzahl schwangerer Frauen eingenommen wurden, die aber nach den bisherigen Erfahrungen keine erhöhte Rate an Missbildungen oder andere schwerwiegende Folgen für den Embryo verursachen.

z.B.
- Arzneimittel, welche erst kurzzeitig im Handel sind
- Arzneimittel, deren Indikationsbereich die Anwendung bei einer großen Zahl schwangerer Frauen ausschließt

Auswirkungen von Medikamenten in der Stillzeit

La1	Es ist nicht bekannt, ob die Substanz in die Milch übergeht.
La2	Substanz geht in die Milch über. Eine Schädigung des Säuglings ist bisher nicht bekannt geworden.
La3	Substanz geht in die Milch über. In Abhängigkeit von Dosis, Art der Anwendung und Dauer der Medikation kann das Befinden des Säuglings vorübergehend beeinträchtigt werden.
La4	Substanz geht in die Milch über. In Abhängigkeit von Dosis, Art der Anwendung und Dauer der Medikation kann eine ernsthafte Schädigung des Säuglings eintreten.
La5	Substanz führt zur Verminderung der Milchproduktion.

1. Antibiotika

Allgemeines

Häufige UAW
- GI(S), bei anhaltenden Durchfällen und Koliken an pseudomembranöse Kolitis denken (Präparat absetzen!)
- Glossitis, Stomatitis, Superinfektion durch resistente Bakterien bzw. Sprosspilze, z.B. Mundsoor
- Vulvovaginitis (bei langfristiger oder wiederholter Anwendung)
- Arzneimittelexantheme/Überempfindlichkeitsreaktionen
- Monit. nur bei Hochdosis- oder Langzeittherapie (>3 Wo.)

1.1 Penicilline

Benzylpenicillin

z.B. Penicillin Grünenthal 1/5/10 Mega Trockensubstanz 10 (1/5 Mega), 5 (10 Mega)

Dos.: 3 × 5–10 Mio. I.E./d i.v.

z.B. Penicillin V Wolff 1,5 Mega Filmtbl. 10/20/30

Dos.: 3 × 1/d p.o.

KI (abs.): – Ø

KI (rel.):
- Behandlung von Begleitinfekten viraler Erkrankungen, insbesondere der infektiösen Mononukleose und der lymphatischen Leukämie (erhöhtes Exanthemrisiko)
- Schwere Elektrolytstörungen

WW:
- Antikoagulanzien, Thrombozytenaggregationshemmer (Wi↑)
- Kontrazeptiva (Wi↓)
- Keine Kombination mit bakteriostatischen AB (antagonistischer Effekt)
- Beeinflussung labordiagnostischer Untersuchungen

UAW

Geleg.: – ZNS-Störungen/Krämpfe (u.U. durch zu schnelle Infusion)

Cave: – Jarisch-Herxheimer-Reaktion bei der Behandlung von Spirochäteninfektionen (Lues, Borreliose)

Monit.: – BB, Niere, Elektrolyte

Flucloxacillin

z.B. Staphylex 250/500 mg/1/2 g Trockensubstanz 10 (250/500 mg, 1 g), 5 (2 g)

Dos.: 4 × 0,5–1 g/d i.v.

z.B. Staphylex 250/500 mg Kps. 20 (250 mg), 10/20 (500 mg)
Dos.: 3 × 2/d p.o.

KI (rel.):
- SS (strenge Indikationsstellung)
- Leberfunktionsstörungen
- Einnahme nicht länger als 2 Wo., Alkohol meiden
- Schwere Herzinsuffizienz
- Schwere Elektrolytstörungen

WW:
- Antikoagulanzien, Thrombozytenaggregationshemmer (Wi↑)
- Kontrazeptiva (Wi↓)
- Möglichst keine Kombination mit bakteriostatischen AB (antagonistischer Effekt)

UAW

Geleg.: – Kopfschmerzen, Schwindel

Monit.: – BB, Leber, Niere

Amoxicillin/Clavulansäure

z.B. Augmentan Filmtbl. 875/125 mg 10/20

Dos.: 2 × 1/d p.o.

Einnahme nicht länger als 2 Wo.
KI (rel.):
- SS (strenge Indikationsstellung)
- Mononucleosis infectiosa, lymphatische Leukämie (Exanthem)
- Leberfunktionsstörungen, Niereninsuffizienz (Pat. > 60 J!)

WW:
- Antikoagulanzien, Thrombozytenaggregationshemmer, Digoxin (Wi↑)
- Kontrazeptiva (Wi↓)
- Möglichst keine Kombination mit bakteriostatischen AB (antagonistischer Effekt)
- Allopurinol: allergische Hautreaktionen
- Einfluss auf labordiagnostische Untersuchungen

UAW

Geleg.: – Eingeschränktes Reaktionsvermögen
– Passagere Leberenzymerhöhung
– Kopfschmerzen, Schwindel

Selten: – Leuko-/Thrombozytopenie
– Krampfanfälle (Hochdosistherapie)

Monit.: – BB, Leber (bis 2 Mo. nach Therapie), Niere

1.2 Cephalosporine

Ceftriaxon

z.B. Rocephin 500 mg/1/2 g Trockensubstanz 5 (500 mg/1 g), 1/7 (2 g)

Dos.: 1 × 1–2 g/d i.v.
1 × 250 mg i.m (Einmalgabe)

KI (abs.): – SS (strenge Indikationsstellung v.a. 1. Trim.), Stillzeit

KI (rel.): – Stark eingeschränkte Leber- oder Nierenfunktion

WW: – Einfluss auf labordiagnostische Untersuchungen
– Kontrazeptiva (Wi↓)

UAW

Häufig: – ↑: GOT, GPT, AP

Geleg.: – Krea ↑, Oligurie
– Kopfschmerzen, Schwindel

Selten: – Eosinophilie, Leukozyto-/Neutropenie
– Präzipitationen eines Calciumsalzes von Ceftriaxon in der Gallenblase oder den Gallengängen (reversibel, Hochdosistherapie, bei Kindern sehr häufig!)
– Pankreatitis (möglicherweise durch die Obstruktion von Gallengängen verursacht)

Cave: – Jarisch-Herxheimer-Reaktion bei der Behandlung von Spirochäteninfektionen (Lues, Borreliose)
– i.m. Gabe bei schwerer Herzinsuffizienz kontraindiziert (enthält Lidocain!)

Monit.: – BB, Leber, Niere

1.3 Makrolide

Erythromycin

z.B. Erythrocin i.v. 0,5 g/-1,0 g Trockensubstanz 1

Dos.: 2 × 1 g/d i.v.

z.B. Erythromycin Wolff Filmtbl. 500 mg 10/20

Dos.: 3–4 × 1/d p.o. mit reichlich Flüssigkeit vor dem Essen

KI (abs.):
- Best. Antihistaminika (Terfenadin): Gefahr ventrikulärer Arrhythmien
- Schwere Leberfunktionsstörungen (strenge Indikationsstellung)
- Angeborene oder erworbene QT-Verlängerung, gleichzeitige Anwendung von Antiarrhythmika oder anderen Medikamenten, die zu einer Verlängerung des QT-Intervalls führen können (ventrikuläre Arrhythmien)
- Klinisch relevante Bradykardie
- Elektrolytstörungen

KI (rel.):
- Stillzeit
- Mäßig bis stark eingeschränkte Nierenfunktion

WW:
- Möglichst keine Kombination mit bakteriostatischen AB (antagonistischer Effekt)
- Ciclosporin (Nephrotoxizität↑)
- Antikoagulanzien (Wi↑)
- Blockierung CYP450: Theophyllin, Digoxin, Carbamazepin u.a. (Wi↑)
- Dihydroergotamin (Vasokonstriktion↑)
- Kontrazeptiva (Wi↓)
- Wi ↑: Cimetiden

UAW

Geleg.:
- ↑: GOT, GPT, AP, LDH, GGT

Selten:
- Intrahepatische Cholestase, cholestatischer Ikterus
- Gelenkschwellung

Monit.:
- BB, Leber, Niere

1.4 Tetracycline

Tetracyclin-HCl

z.B. Tetracyclin Wolff 250/500 mg Kps. 30/50 (250 mg) 30 (500 mg)
Dos.: 4 × 1/d p.o.

Doxycyclin

z.B. Doxycyclin Stada 100/200 mg Filmtbl. 10/20

Dos.: 100–200 mg/d p.o.

z.B. Oraycea Hartkps. 40 mg 56

Dos.: 1 × 1/d p.o.

Minocyclin

z.B. Minocyclin-ratiopharm 50/-100 mg Hartkapseln 50/100 (50 mg), 10/20/50 (100 mg)

Dos.: 2 × 50–100 mg/d p.o. zu den Mahlzeiten mit reichlich Flüssigkeit (maximal 6 Mo.)

Alle Tetracycline: Keine Einnahme mit Milch/Milchprodukten (Resorption)!

KI (abs.):
- Schwere Leberfunktionsstörungen (in hohen Dosen hepatotoxisch)
- SS, Stillzeit, Kinder < 8 J (vitale Indikation)
- Niereninsuffizienz (auch leichte, Azidose↑)

WW:
- Orale Kontrazeptiva (Wi↓)
- Orale Antidiabetika (Sulfonylharnstoffe), orale Antikoagulanzien, MTX, Ciclosporin, Digoxin (Wi↑)
- Wi ↓: Antazida, Milch, Aktivkohle, Mg/Fe u.a. (Resorption ↓, 2–3 h versetzte Einnahme); Enzyminduktion (Abbau↑) durch z.B. Barbiturate, Carbamazepin, Phenytoin
- Einfluss auf labordiagnostische Untersuchungen
- Isotretinoin: Hirndruck↑

UAW:
- Zahnschäden/-verfärbungen, gestörtes Knochenwachstum bei Kindern < 8 J

Sehr häufig:
- GI(S) (auch durch direkte säurebedingte Reizung der Darmwand!)

Geleg.:	– Neutropenie, hämolytische Anämie – Eingeschränktes Reaktionsvermögen
Selten:	– Hirndruck ↑ – Fototoxizität – Heiserkeit
Monit.:	– BB, Leber, Niere

1.5 Gyrasehemmer/Chinolone

Ciprofloxacin

z.B. Ciprobay 250/-500/-750 mg Filmtbl. 14/28 (250/500 mg), 10/20 (750 mg)

Dos.: 2 × 250–750 mg/d

z.B. Ciprobay 100/-200/-400 mg Infusionslösung 5

Dos.: 2 × 100–400 mg/d

Moxifloxacin

z.B. Avalox 400 mg Filmtbl.

Dos.: 1 × 1/d

KI (abs.):	– SS, Stillzeit – Kinder < 5 J
KI (rel.):	– Kinder und Jugendliche zwischen 5 und 17 J (nur bei Infektionen bei zystischer Fibrose und Milzbrand) – Eingeschränkte Nierenfunktion (Dosisanpassung!) – Epilepsie, erniedrigte Krampfschwelle (sorgfältige Nutzen-Risiko-Abwägung wegen möglicher ZNS-Nebenwirkungen) – Positive Anamnese für Sehnenerkrankungen – Geriatrische Pat. – Vorbehandlung mit Kortikoiden (Risiko für Tendopathie ↑) – Myasthenia gravis – UV-Therapie – Bekannter G6PDH-Mangel (Hämolyse)
WW:	– MTX, Theophyllin, orale Antikoagulanzien (Wi ↑) – Diazepam (Wi ↓)

- Wi ↓: Antazida, Milch, Aktivkohle, Mg/Fe u.a. (Resorption ↓, zeitversetzte Einnahme!)
- Ciclosporin (Krea ↑)

UAW:
- Photosensitivität

Geleg.:
- Leberwerte ↑, BB-Veränderungen
- Kopfschmerz, Verwirrtheit
- Geruchs-/Geschmacksstörungen
- Amblyopie
- Arthralgien/Myalgien

Selten:
- Tachykardie, Hypotonie
- Fotosensitivität
- Halluzinationen, Krämpfe
- Tinnitus, Schwerhörigkeit, Sehstörungen
- Tendinitis, v.a. bei Komedikation mit Kortikosteroiden (Cave: Sehnenruptur möglich)
- Ikterus
- Interstitielle Nephritis, reversible Einschränkung der Nierenfunktion
- Hyperglykämie, Kristallurie, Hämaturie
- Reaktionsvermögen

Monit.:
- BB, Leber, Niere

Nur Moxifloxacin:

KI (abs.):
- Wegen Gefahr der QT-Intervallverlängerung kontraindiziert bei: Störungen des Elektrolythaushaltes (Hypokaliämie!), klinisch relevanter Bradykardie und Herzinsuffizienz, symptomatischen HRST
- Eingeschränkte Leberfunktion, Transaminasenanstieg > 5-fach der Norm

KI (rel.):
- Prädisposition zu Arrhythmien (z.B. akute Myokardischämie)

WW:
- Medikamente, die zur QT-Verlängerung führen können (z.B. Antiarrhythmika der Klasse IA/III, Neuroleptika, trizyklische Antidepressiva u.a.)

UAW

Geleg.:	– QT-Streckenverlängerung (bei Hypokaliämie häufig) – Tachykardie, Hypertonus, Palpitationen, Angina pectoris – Dyspnoe
Selten:	– Depressionen

1.6 Lincosamide

Clindamycin

z.B. Sobelin 75/150/300 mg Hartkps. 12 (75 mg) 12/30 (150/300 mg)

Dos.: 3 × 300–600 mg/d

z.B. Clindamycin-ratiopharm 300/-600/-900 mg Injektionslösung 5

Dos.: 3 × 300–600 mg/d

KI (abs.):	– Schwere Störungen des Magen-Darm-Traktes (Morbus Crohn, Colitis ulcerosa)
KI (rel.):	– Eingeschränkte Leberfunktion – Störungen der neuromuskulären Übertragung (Morbus Parkinson, Myasthenia gravis)
WW:	– Makrolide (antagonistischer Effekt) – Muskelrelaxanzien (Wi ↑) – Orale Kontrazeptiva (Wi ↓)

UAW

Geleg.:	– Thrombozyto-/Leukopenie, Eosinophilie – Neuromuskuläre Blockierungen
Häufig:	– Transaminasen ↑
Monit.:	– BB, Leber, Niere (Therapie > 3 Wo.)

1.7 Sulfonamide/Trimethoprim

Sulfamethoxazol/Trimethoprim

z.B. Cotrimstada 400/80 mg 20/50

Dos.: 2 × 2/d

z.B. Cotrimstada forte 800/160 mg 10/20

Dos.: 2 × 1/d

KI (abs.):
- Erythema exsudativum multiforme (auch anamnestisch)
- Pathologische BB-Veränderungen (Thrombozyto-/Granulozytopenie, megaloblastische Anämie)
- Bekannter G6PDH-Mangel, Hämoglobinanomalien
- Nierenschädigung/-insuffizienz (Krea-Clearance < 15 ml/min)
- Schwere Leberschäden, Leberfunktionsstörungen
- Akute Porphyrie
- Frühgeborene, Neugeborene mit Hyperbilirubinämie

KI (rel.):
- Leichtere Nieren-/Leberfunktionsstörungen
- SD-Funktionsstörungen
- Neugeborene < 5 Wo.
- v.a. Folsäuremangel

WW:
- Wi ↓: Lokalanästhetika, Antazida
- Toxizität ↑: Barbiturate, Primidon, p-Aminosalicylsäure
- Wi ↑: Probenecid, Indometacin, Phenylbutazon, Salicylate
- MTX (erhöhtes Risiko für Folsäuremangelzustände), Ciclosporin (Nephrotoxizität ↑)
- Orale Antikoagulanzien, orale Antidiabetika, Digoxin, Barbiturate, Rifampicin (Wi ↑)
- Folsäure (Therapie der megaloblastären Anämie!) (Wi ↑)

UAW

Geleg.:
- Geschmacksstörungen, Glossitis, Stomatitis
- Gelenkschmerzen
- Erythema nodosum
- Elektrolytstörungen

Selten:
- Tinnitus
- Cholestatische Hepatose

Cave!
- Fotosensibilisierung

Monit.:
- BB (Thrombozyten!), Leber, Niere, Elektrolyte (Na, K) (bei Therapie ≥ 2 Wo. oder eingeschränkter Nierenfunktion)

1.8 Glykopeptidantibiotika

Teicoplanin

z.B. Targocid 100/-200/-400 mg 5

Dos.: 200–400 mg/d (1. Tag 2×/d)

Therapiedauer möglichst < 4 Mo.

KI (abs.): – SS

KI (rel.): – Stillzeit
– Eingeschränkte Nierenfunktion, längere Behandlungsdauer oder Komedikation mit potenziell nephro- und ototoxischen Substanzen (sorgfältige Kontrollen von Gehör-, Leber- und Nierenfunktion, BB)

WW: – Ø

UAW: – BB-Veränderungen

Häufig: – Transaminasen, AP ↑

Geleg.: – Tinnitus, Schwindel, Kopfschmerzen
– Krea ↑
– Bronchospasmus

Monit.: – BB, Leber, Niere (s.o.); ggf. Hörfunktion

Vancomycin

z.B. Vancomycin Enterocaps 250 mg Kps. 10/30

Dos.: 500 mg–2g/d in 3–4 ED

KI (abs.): – Erdnuss- oder Sojaallergie (Kps.!)

KI (rel.): – SS, Stillzeit
– Akute Anurie, Vorschädigung des Cochleaapparates (nur bei vitaler Indikation)
– Eingeschränkte Nierenfunktion, gleichzeitige Gabe von Aminoglykosiden u.a. oto- bzw. nephrotoxischen Substanzen (sorgfältige Überwachung, Blutspiegelkontrollen)

WW: – Narkosemittel: erhöhtes Risiko für Nebenwirkungen von Vancomycin (Hypotonie, Hautrötungen u.a.)
– Muskelrelaxanzien (Wi ↑)
– Zeitlich getrennte Gabe von anderen AB/Chemotherapeutika

UAW

Geleg.: – Nierenschädigung (Krea, Harnstoff ↑), meist bei hoher Dosis, gleichzeitiger Gabe von Aminoglykosiden oder bereits bestehender Nierenfunktionseinschränkung

Selten: – Vorübergehende oder bleibende Verschlechterung des Hörvermögens, Schwindel und Tinnitus
– Neutropenie, Thrombozytopenie, Eosinophilie

Monit.: – BB, Niere; ggf. Hörfunktion

Schwangerschaft, Stillzeit, Anwendung bei Kindern

Bei milchgängigen Antibiotika besteht immer das theoretische Risiko einer Sensibilisierung sowie Störung der Darmflora (v.a. Sprosspilzbefall, Diarrhöen) des Säuglings.

Präparat	Schwangerschaft	Stillzeit	Kinder
Penicillin	möglich (Gr1)	möglich; geringe Milchgängigkeit	keine Altersbegrenzung
Flucloxacillin	möglich (Gr2)	möglich; geringe Milchgängigkeit	ab 6 Jahre; Früh-/Neugeborene, Säuglinge und Kleinkinder wegen der möglichen Auslösung eines Kernikterus nur nach strenger Nutzen-Risiko-Abschätzung
Amoxicillin/Clavulansäure	möglich, aber strenge Indikationsstellung (Gr4; ohne Clavulansäure Gr1); plazentagängig; erhöhtes Risiko von nekrotisierender Enterokolitis bei Neugeborenen nach vorzeitigem Blasensprung	möglich; geringe Milchgängigkeit	keine Altersbegrenzung
Ceftriaxon	während SS (v.a. erstes Trim.) nur bei strenger Indikationsstellung (Gr4); Ceftriaxon ist plazentagängig; keine i.m. Applikation, kontraindiziert (Cave Lidocain!)	strenge Indikationsstellung; geringe Milchgängigkeit; keine i.m. Applikation, kontraindiziert (Cave Lidocain!)	keine Altersbegrenzung; hyperbilirubinämische Neu-/Frühgeborene: Gefahr der Bilirubinenzephalopathie
Erythromycin	möglich, aber strenge Indikationsstellung (Gr4); geringe Plazentagängigkeit; Risiko kardiovaskulärer Fehlbildungen während der Frühschwangerschaft	möglich, milchgängig; strenge Indikationsstellung; evtl. Ausbildung einer Pylorusstenose möglich	keine Altersbegrenzung; sorgfältige Abwägung <8 J (leberschädigendes Potenzial)

Fortsetzung

Präparat	Schwangerschaft	Stillzeit	Kinder
Tetracycline	kontraindiziert; nur bei vitaler Indikation (irreversible Zahnschäden, reversible Verzögerung des Knochenwachstums; Schwangerschaftshepatopathie)	kontraindiziert; nur bei vitaler Indikation (s. links)	<8 J nur bei vitaler Indikation
Chinolone	kontraindiziert (Gelenk-/Knorpelschäden); für die Anwendung von Moxifloxacin liegen keine Erkenntnisse über die Anwendung in der Schwangerschaft vor; Chinolone verursachen bei juvenilen Tieren Arthropathien, eine Relevanz dieses Befundes ist für die Embryo-Fetal-Entwicklung beim Menschen nicht geklärt.	kontraindiziert; milchgängig	keine Anwendung <5 J (Gelenk-/Knorpelschäden), von 5–17 J nur bei durch Pseudomonas aeruginosa verursachten Infektionsschüben einer zystischen Fibrose, keine Erfahrung mit Moxifloxacin bei <18 J
Clindamycin	möglich, aber strenge Indikationsstellung (Gr4)	möglich; milchgängig	> 4 Wo.
Cotrimoxazol*	strenge Indikationsstellung; erhöhtes Risiko für Hyperbilirubinämie postpartal (Exposition vor der Geburt) Obwohl bisherige Erfahrungen keine Hinweise auf ein erhöhtes Fehlbildungsrisiko beim Menschen ergeben haben, könnte wegen der Wirkung auf den Folsäurestoffwechsel ein solches Risiko vorhanden sein.	geringe Milchgängigkeit; möglichst nicht bei Neugeborenen und Säuglingen mit G6PDH-Mangel	nicht bei Frühgeborenen/ Neugeborenen mit Hyperbilirubinämie
Teicoplanin	nicht empfohlen (Gr4); nur wenn potenzielle Risiken den Nutzen überwiegen	nicht empfohlen (La1); nur wenn potenzielle Risiken den Nutzen überwiegen	keine Altersbegrenzung
Vancomycin	strenge Indikationsstellung	strenge Indikationsstellung; milchgängig	keine Altersbegrenzung

* Fixe Kombination der beiden Antibiotika Trimethoprim und Sulfamethoxazol.

2. Antihistaminika

Allgemeines

- Keine Kombination mit zentral dämpfenden Präparaten/Alkohol (Sedierung ↑)
- Eingeschränktes Reaktionsvermögen/Verkehrstüchtigkeit (Ausnahmen s.u.)
- Dosierung bei Kleinkindern beachten (hohe Toxizität), peripher vagolytische Wirkung, Mydriasis mit Sehstörungen, Mundtrockenheit
  Zentralnervöse Wirkung: anfängliche Reizung, dann terminale Lähmung des Atemzentrums, Kreislaufkollaps
- Cave SS (bei starkem Pruritus besser Diazepam)
- Absetzen vor allergologischen Hauttestungen (bes. Prick-Testung) nötig (2–7 d)

Cetirizin

z.B. Zyrtec 10 mg Filmtbl. 20/50/100

Zyrtec Saft (1 mg = 1 ml) 75/150 ml

Zyrtec Tropfen (20 Tr. = 1 ml = 10 mg) 20

Dos.: 1 × 10 mg/d (1 Tbl., 10 ml, 20 Tr.), Kinder 6–12 J 2 × 5 mg, > 12 J 10 mg; unabhängig von den Mahlzeiten;
Maximaldosis: 2 × 10 mg/d

KI (abs.): – SS, Stillzeit, Kinder < 1 J (Tr., Saft), Kinder < 2 J (Tbl.)
– Schwere Niereninsuffizienz (Krea-Clearance < 10 ml/min)

KI (rel.): – Eingeschränkte Nierenfunktion: Dosisanpassung

WW: – Keine relevanten Wechselwirkungen bekannt

UAW

Geleg.: – Agitiertheit, Parästhesie, Diarrhö, Pruritus, Unwohlsein

Selten: – GI(S), Mundtrockenheit
– Kopfschmerzen, Müdigkeit, Schwindel
– Reaktionsvermögen/Verkehrstüchtigkeit: i.d.R. *nicht* eingeschränkt

Monit.: – Ø

Clemastin

z.B. Tavegil Tbl. (1 mg) 20/50

Tavegil Sirup (10 ml = 0,5 mg) 125 ml

Dos.: 2 × 1/d bzw. 20 ml/d (Kinder > 12 J; bis zu 6 Tbl./120 ml steigerbar in schweren Fällen)
Kinder 2–4 J: 2 × 5 ml; 5–6 J: 2 × 10 ml; 7–12 J: 2 × ½–1 Tbl./10 ml
Tavegil Injektionslösung (5 ml = 2 mg) 5

Dos.: 1 Amp. langsam i.v. (Sofort-/Intensivtherapie)

KI (abs.):
- SS, Stillzeit, Kinder < 1 J
- Porphyrien
- Leber-/Niereninsuffizienz (keine Erfahrung)

KI (rel.):
- Kinder < 2 J (Sirup), Kinder < 6 J (Tbl.)
- Gleichzeitige Gabe von Makrolidantibiotika (z.B. Erythromycin) und Imidazol-Antimykotika (z.B. Ketoconazol)
- Manifeste kardiale Erkrankungen, Long-QT-Syndrom
- Engwinkelglaukom
- Pyloroduodenale Obstruktion
- Blasenentleerungsstörungen/Prostatahypertrophie mit Restharnbildung

WW:
- Analgetika, Hypnotika, Narkotika, Psychopharmaka (Wi ↑)
- MAO-Hemmer (anticholinerge Wirkung ↑)

UAW

Sehr häufig:
- Müdigkeit

Häufig:
- Sedierung, Somnolenz (bei Kindern auch Erregung)

Geleg.:
- Mundtrockenheit, GI(S)
- Kopfschmerzen, Schwindel

Selten:
- Tachykardie

Monit.:
- Elektrolyte; ggf. EKG

Desloratadin

Aerius 5 mg Filmtbl. 20/50/100; Schmelztbl. 2,5 mg 18/60/90

Dos.: 1 × 1/d unabhängig von den Mahlzeiten (Erwachsene und Kinder ≥ 12 J)

Aerius 5 mg/ml Sirup 50/150 ml

Dos.: 1 × 10 ml/d (Kinder 1–5 J: 2,5 ml; 6–11 J: 5 ml)

KI (abs.): – SS, Stillzeit

KI (rel.): – Kinder < 1 J (Sirup), Kinder < 12 J (Tbl.)
– Schwere Niereninsuffizienz

WW: – Ø

UAW: – Müdigkeit, Kopfschmerzen
– Mundtrockenheit
– Kinder: Diarrhö, Fieber, Schlaflosigkeit (in klinischen Studien)
– i.d.R. *kein* beeinträchtigtes Reaktionsvermögen/Verkehrstüchtigkeit (sehr selten)

Monit.: – Ø

Dimetinden

Fenistil 1 mg Drg. 20/50/100

Dos.: 3 × 1–2/d (Kinder > 3 J: 3 × 1/d)

Fenistil Tropfen (20 Tr. = 1 ml = 1 mg) 20/50 ml

Dos.: 3 × 20–40 Tr./d (Kinder 1–8 J: 3 × 10–15 Tr.; 9–12 J: 3 × 20 Tr.), enthalten Alkohol!

Fenistil Injektionslösung (4 ml = 4 mg) 5

Dos.: 1–2 ×1 Amp./d zur Sofort-/Intensivtherapie

KI (abs.): – SS, Stillzeit, Kinder < 1 J (Sirup, Tr., Injektionslösung), Kinder < 3 J (Drg.)

KI (rel.): – Glaukom, Prostatahypertrophie

WW: – Trizyklische Antidepressiva (Glaukomanfall)

UAW

Häufig: – Müdigkeit, Somnolenz
– Mundtrockenheit, Übelkeit

Geleg.: – GI(S)
– Schwindel, Kopfschmerzen

Monit: – Ø

Ebastin

Ebastel 10 und 20 mg Filmtbl. 20/50/100

Dos.: Erwachsene und Kinder > 12 J, 1 × 10 mg oder 1 × 20 mg

KI (abs.): – Schwere Leberinsuffizienz, Stillzeit

KI (rel.): – SS
– Gleichzeitige Therapie mit Antimykotika vom Azol-Typ oder mit Makroliden (QTc-Intervall-Verlängerung)

WW: – Azol-Antimykotika und Makrolide (s. oben)

UAW

Häufig: – Mundtrockenheit, Kopfschmerzen, Somnolenz

Geleg.: – Bauchschmerzen, Übelkeit, Dyspepsie, Asthenie, Pharyngitis, Rhinitis, Schwindelgefühl, Schlaflosigkeit, Nasenbluten

Selten: – Palpitation, Tachykardie, Erbrechen, Ödeme, Dysästhesie, Menstruationsbeschwerden, Exantheme, Urtikaria

Hydroxyzin

z.B. Atarax 25 mg Tbl. 20/50/100

Dos.: 1½–3 Tbl./d in 2–3 Einzeldosen vor den Mahlzeiten mit etwas Flüssigkeit (Kinder 6–10 J: 1–2 Tbl.)

z.B. Atarax liquidum (10 ml = 20 mg) 200 ml

Dos.: 37,5–75 mg/d (Kinder 6–10 J: 25–50 mg/d)

KI (abs.): – SS (v.a. perinatal, Hypotonie beim Neugeborenen), Stillzeit, Kinder < 6 J
– Prostataadenom/Blasenentleerungsstörungen mit Restharnbildung
– Alkohol-/Psychopharmakaabusus
– Therapie mit MAO-Hemmern und zentral dämpfenden Medikamenten
– Engwinkelglaukom

KI (rel.): – Eingeschränkte Leberfunktion
– Mäßige bis schwere Niereninsuffizienz
– Phäochromozytom (Katecholamine ↑)
– Kortikaler Hirnschaden, Krampfleiden

	– Prädisposition zu kardialen Arrhythmien, Behandlung mit potenziell arrhythmogenen Substanzen – Myasthenia gravis, Demenz
WW:	– Phenytoin (Wi ↓) – Anticholinergika, MAO-Hemmer (Wi ↑) (paralytischer Ileus, Harnretention, Glaukomanfall, Hypotension, Atemfunktion ↓) – Antihypertensiva (Schläfrigkeit ↑) – Wi ↑: Cimetiden – Adrenalin (Hypotension durch Adrenalinumkehr)
UAW:	– Schläfrigkeit, Schwindel, Ermüdung – Kopfschmerzen, paradoxe Reaktionen (Erregung, Spannung, Schlaflosigkeit u.a.) – Vegetative Begleitsymptomatik, Mundtrockenheit – Leberfunktionsstörungen (cholestatischer Ikterus) – Allergische Reaktionen, Fotosensibilität
Monit.:	– BB, Leber, RR

Levocetirizin

Xusal Filmtbl. (5 mg) 20/50/100

Xusal Saft (10 ml = 5 mg) 75/150 ml

Xusal Tropfen/-akut Tropfen (20 Tr. = 1 ml = 5 mg) 10 ml (akut), 20 ml

Dos.: Erwachsene und Kinder > 6 J: 5 mg/d (Kinder 2–6 J: 2 × 1,25 mg)

KI (abs.):	– SS, Stillzeit – Schwere Niereninsuffizienz (Krea-Clearance < 10 ml/min)
KI (rel.):	– Kinder < 2 J (Saft, Tr.), Kinder < 6 J (Tbl.) – Eingeschränkte Nierenfunktion: Dosisanpassung
WW:	– Ø
UAW	
Häufig:	– Mundtrockenheit, Müdigkeit, Somnolenz
Geleg.:	– Bauchschmerzen

Besonderheit: i.d.R. *keine* Beeinträchtigung des Reaktionsvermögens/ Verkehrstüchtigkeit und der Alkoholverträglichkeit

Monit.: – Ø

Loratadin

z.B. Lisino S Tbl. (10 mg) 7

Lisino Brause Brausetbl. (10 mg) 10

Dos.: Erwachsene und Kinder > 12 J 1 × 1/d mit etwas Flüssigkeit; unabhängig von den Mahlzeiten; erst ab 30 kg KG!

KI (abs.): – SS, Stillzeit, Kinder < 2 J (und < 30 kg)

KI (rel.): – Therapiedauer > 6 Mo., bei Kindern > 2 Wo.
– Schwere Leberschädigung: Dosisanpassung (1 Tbl. alle 2 d)

WW: – Ø

UAW: – Kopfschmerzen, Schläfrigkeit, Appetitsteigerung

Besonderheit: i.d.R. *keine* Beeinträchtigung des Reaktionsvermögens/ Verkehrstüchtigkeit und der Alkoholverträglichkeit

Monit: – Ø

Mizolastin

z.B. Zolim 10 mg Tbl. 20/50/100

Dos.: 1 × 1/d (Erwachsene und Kinder > 12 J)

KI (abs.): – SS, Stillzeit, Kinder < 12 J
– Gleichzeitige Gabe von Makrolidantibiotika (z.B. Erythromycin) und Imidazol-Antimykotika (z.B. Ketoconazol)
– Schwere Leberfunktionsstörungen
– Klinisch manifeste Herzerkrankungen, symptomatische HRST
– QT-Verlängerung, Medikamente, die QT-Intervall verlängern (Klasse-I- und -III-Antiarrhythmika), Bradykardie, Hypokaliämie

KI (rel.): – Ø

WW: – Erythromycin, Ketoconazol (Plasmakonzentration von Mizolastin ↑)
– Wirkverlängerung von Mizolastin durch Hemmstoffe oder Substrate von CYP4503A4 (z.B. Cimetidin, Ciclosporin, Nifedipin)

UAW

Häufig: – Diarrhö, abdominale Schmerzen
– Mundtrockenheit, Übelkeit
– Müdigkeit, Kopfschmerzen, Schwindel, Appetitsteigerung

Geleg.: – Angst, Depressionen
– Leberenzyme ↑
– Arthralgien, Myalgien
– Hypotonie, Tachykardie

Monit.: – Ø

Schwangerschaft, Stillzeit, Anwendung bei Kindern

Präparat	SS	Stillzeit	Kinder
Cetirizin	strenge Indikationsstellung (Gr4)	kontraindiziert (La2); geht in die Muttermilch über	möglich bei Kindern ≥ 1 J* (Tbl. ≥ 2 J) (unzureichende Erfahrung bei Säuglingen < 1 J)
Dimetinden	kontraindiziert (Gr1); Injektionslösung (Gr4)	strenge Indikationsstellung (La2)	möglich bei Kindern ≥ 1 J (Drg. ≥ 3 J)
Ebastin	strenge Indikationsstellung (Gr4)	kontraindiziert (La2)	möglich bei Kindern ≥ 12 J
Hydroxyzin	strenge Indikationsstellung; kontraindiziert kurz vor und während der Geburt (Gr4)	kontraindiziert; Wirkstoff geht in Muttermilch über, Stillen ist für Dauer der Behandlung zu unterbrechen	möglich bei Kindern ≥ 6 J
Loratadin	kontraindiziert (Gr4)	kontraindiziert (La2); milchgängig	möglich bei Kindern ≥ 2 J (wenn > 30 kg)
Mizolastin	kontraindiziert im 1. Trim.; strenge Indikationsstellung (Gr4)	kontraindiziert (La2)	möglich bei Kindern ≥ 12 J
Clemastin	strenge Indikationsstellung (Gr1)	strenge Indikationsstellung; milchgängig (La2)	möglich bei Kindern ≥ 1 J
Desloratadin	strenge Indikationsstellung (Gr4)	strenge Indikationsstellung (La2); milchgängig	möglich bei Kindern ≥ 1 J (<1 J strenge Indikationsstellung)
Levocetirizin	kontraindiziert (Gr4)	kontraindiziert (La2)	möglich bei Kindern ≥ 2 J

* In Studien (ETAC, Early Treatment of the Atopic Child) Gabe bei Säuglingen > 1 Jahr problemlos

3. Antimykotika

Allgemeines

- In der Dermatologie hauptsächlich Therapie von Haut-/Nagelmykosen – viele der schwerwiegenderen UAW betreffen höhere Dosierungen oder traten bei multimorbiden/immunsupprimierten Patienten auf!
- Bei der Behandlung der Tinea corporis und der Onychomykose sind die unterschiedlichen Therapieschemata für die einzelnen Substanzen zu beachten!
- Da nach heutiger Einschätzung die Standardtherapie mit systemischen Antimykotika als sicher gilt, werden in den entsprechenden Leitlinien Laborkontrollen vor und während der Therapie nicht mehr empfohlen!

3.1 Imidazole und Derivate

Itraconazol

z.B. Sempera Kps. (100 mg) 15/30

Dos.: 1 × 100–200 mg/d p.o. direkt nach einer Mahlzeit

KI (abs.):
- SS (fragl. teratogen)
- Kinder und Jugendliche < 18 J (begrenzte Erfahrung)
- Gleichzeitige Anwendung von: Substraten, die das QT-Intervall verlängern können (z.B. Cisaprid, Terfinadin u.a.); Lovastatin, Simvastatin; Midazolm, Triazolam; Mutterkornalkaloide; Chinidin
- Dekompensierte Herzinsuffizienz (auch anamnestisch!)

KI (rel.):
- Stillzeit
- Risikofaktoren für dekompensierte Herzinsuffizienz (Kosten-Nutzen-Abwägung)
- Gleichzeitige Anwendung von Ca-Kanalblockern (negative Inotropie ↑)
- Vorbestehende Lebererkrankungen
- Eingeschränkte Nierenfunktion (wenig Erfahrung)
- Bei Leber-/Niereninsuffizienz Dosisanpassung!
- Zuverlässige *Kontrazeption* bis 4 Wo. nach Therapieende nötig!

WW: – Hauptmetabolismus über CYP450 3A4 – *viele Wechselwirkungen*!
– Starke Enzyminduktoren (Bioverfügbarkeit ↓): z.B. Rifampicin, Phenytoin, Carbamazepin, Isoniazid
– Starke Enzyminhibitoren (Bioverfügbarkeit ↑): z.B. Clarithromycin, Erythromycin, Indinavir
– Erniedrigte Azidität des Magens (medikamentös, alimentär): Resorption ↓
– Immunosuppression: Bioverfügbarkeit ↓
– Orale Antikoagulanzien, Verapamil, Ciclosporin, Digoxin (Wi ↑)

UAW: – GI(S)

Monit.: – Nur bei entsprechender Anamnese: Leber

Fluconazol

z.B. Diflucan Derm 50 mg Kps. 14/28/42

Dos.: 1 × 50 mg/d p.o. vor oder mit einer Mahlzeit

z.B. Diflucan Derm Saft 150 ml

Dos.: 1 × 50 mg/d = 10 ml/d

KI (abs.): – SS, Stillzeit, Kinder < 1 J
– Gleichzeitige Gabe von Cisaprid (HRST)
– Gleichzeitige Gabe von Terfenadin oder Fluconazol (nur bei Dosis > 400 mg/d)

KI (rel.): – Kinder < 16 J
– Schwere Leberfunktionsstörungen
– Pat. mit potenziell proarrhythmischen Erkrankungen, z.B. Kardiomyopathie, Sinusbradykardie u.a. (Verlängerung des QT-Intervalls) oder Begleitmedikamente, die das QT-Intervall verlängern können
– Hypokaliämie/-kalziämie/-magnesiämie – vor Therapiebeginn korrigieren
– Niereninsuffizienz: Dosisreduktion

WW: – Orale Antikoagulanzien, orale Antidiabetika (Wi ↑)
– Tacrolimus (Nephrotoxizität ↑)
– Midazolam, Rifabutin, Phenytoin, Isoniazid, Theophyllin (Wi ↑)
– Wi ↓: Rifampicin

	– Eventuell Ciclosporin (Plasmaspiegelkontrollen bei gleichzeitiger Gabe)
UAW:	– GI(S) – Hautausschläge, Haarausfall – ↑: AP, Bilirubin, GPT, GOT – BB-Veränderungen (Leuko-/Thrombozytopenie) – Nierenwerte ↑ – Kopfschmerzen, Schwindel, Krämpfe, periphere Neuropathie, Müdigkeit, Asthenie, Fieber – HRST (selten)
Monit.:	– Nur bei entsprechender Anamnese: BB, Leber, Niere

3.2 Allylamine

Terbinafin

z.B. Lamisil 250 mg Tbl. 14/28/42

Dos.: 1 × 250 mg/d p.o. morgens oder abends unabhängig von der Mahlzeit (3–6 Mo.)

KI (abs.):	– SS, Stillzeit
KI (rel.):	– Lebererkrankungen (chronisch oder akut) – Alkoholabhängigkeit (keine Erfahrung) – Niereninsuffizienz: Dosisanpassung
WW:	– Wi ↓: Rifampicin – Wi ↑: Cimetidin – Ciclosporin (Wi ↓) – Trizyklische Antidepressiva, SSRI, MAO-Inhibitoren, β-Blocker, Antiarrhythmika (Klasse IC) (Wi ↑)
UAW	
Sehr häufig:	– GI(S) – Myalgien, Arthralgien – Exantheme, Urtikaria
Häufig:	– Kopfschmerzen
Geleg.:	– Geschmacksstörungen
Selten:	– Leberfunktionsstörungen (primär cholestatischer Natur)
Monit.:	– Nur bei entsprechender Anamnese: Leber – Diff.-BB bei Immunosuppression oder Therapie > 6 Wo.

3.3 Antimykotisch wirksame Antibiotika

Griseofulvin

z.B. Likuden M 500 mg Filmtbl. 28/50/100

Dos.: 1–2 × 1 Tbl./d zu den Mahlzeiten (möglichst fettreich)

Allg.: Zuverlässige *Kontrazeption* bei Frauen bis 4 Wo. nach Therapieende nötig (Cave: Wirkung oraler Kontrazeptiva ↓!), bei Männern bis 6 Mo. nach Therapieende!

KI (abs.):
- SS, Stillzeit, Neugeborene
- Stoffwechselstörungen der Leber (akute hepatische Porphyrien)/schwere Leberfunktionsstörungen
- SLE

KI (rel.):
- Ø

WW:
- Wi ↓: Barbiturate
- Orale Antikoagulanzien, orale Kontrazeptiva (Wi ↓)
- Alkohol (Wi ↑)

UAW

Sehr häufig:
- Kopfschmerzen, GI(S)

Häufig:
- Unruhe, depressive Verstimmungen, Schlaflosigkeit
- Schwindel, Parästhesien
- Periphere Neuritiden

Geleg.:
- Müdigkeit
- Hautreaktionen, Urtikaria

Selten:
- Fotosensibilisierung
- Angioneurotisches Ödem

Cave:
- Frische Bläschenschübe bei dyshidrosiformen Epidermophytosen (Therapie fortsetzen!)
- Reaktionsvermögen ↓

Monit.:
- Nur bei entsprechender Anamnese: BB, Leber, Niere

Schwangerschaft, Stillzeit, Anwendung bei Kindern

Präparat	SS	Stillzeit	Kinder[a]
Itraconazol	kontraindiziert (Gr6); nur bei vitaler Indikation und Systemmykosen; Gefahr von Missbildungen; Kontrazeption bis 4 Wo. nach Behandlungsende	nur sehr geringe Milchgängigkeit; strenge Indikationsstellung (La2)	nicht für Kinder zugelassen; strenge Indikationsstellung; nicht bei Nagelmykosen Dos.: 5 mg/kg 1 ×/d
Fluconazol	kontraindiziert (Gr6); nur bei vitaler Indikation; Gefahr von Missbildungen; Kontrazeption bis 7 Tage nach Behandlungsende	kontraindiziert (La2); gleiche Konzentration in Muttermilch und Plasma	nicht < 1 J, bei Kindern < 16 J nur wenn keine therapeutische Alternative zur Verfügung steht Dos.: 6 mg/kg 1 ×/d
Terbinafin	strenge Indikationsstellung (Gr4)	kontraindiziert (La2); geht in die Muttermilch über	nicht für Kinder zugelassen Dos.:<20 kg KG: 62,5 mg/d 21–40 kg KG: 125 mg/d >40 kg KG: 250 mg/d
Griseofulvin	kontraindiziert (Gr7, Gr8); auch bei *Männern* mit Kinderwunsch kontraindiziert bis 6 Mo. nach Behandlung!	kontraindiziert (La1)	nicht bei Neugeborenen; bei Säuglingen und Kindern < 2 J nur in begründeten Ausnahmefällen Dos.: 20 mg/kg 1 ×/d

[a]Dosierungsempfehlungen für die Therapie der kindlichen Tinea capitis nach: Seebacher et al., J Dtsch Dermatol Ges 2006;4:1085–1091.

In Österreich gibt es bestehende Zulassungen für die Therapie im Kindesalter!

4. Biologika

Allgemeines

- Therapieeinleitung mit Biologika nur von hierin erfahrenen Ärzten, sorgfältige Therapieüberwachung!
- Ausführliche Aufklärung des Patienten über Therapie, Eigenverantwortung (Anzeichen von Infektionen etc., frühzeitiger Arztbesuch bei möglichen Symptomen)
- Vor Therapiebeginn:
  Tuberkulose-Screening (Anamnese, Rö-Thorax, Quantiferon-Test; ggf. Hauttest) – latente Tuberkulose muss prophylaktisch therapiert werden!
- Sorgfältiger Ausschluss von Infektionen/Abszessen (atypische klinische Manifestation bei TNFα-Blockade!)

4.1 TNFα-Antagonisten

Zur Einschätzung der aufgeführten UAW für die Therapie der Psoriasis ist zu beachten, dass die TNFα-Antagonisten bei den wichtigen Indikationen (rheumatoide Arthritis, Morbus Crohn) zusammen mit Immunsuppressiva (systemische Steroide, MTX, Azathioprin etc.) gegeben werden und die Patienten aufgrund des «second-line»-Labels auch mit diesen Substanzen vortherapiert waren. Bei der Behandlung der Psoriasis ist die anamnestisch meist vorhandene UV-Therapie zu beachten.

Adalimumab

Humira 40 mg Pen 2/6

Erstdosis 80 mg, dann 40 mg alle 2 Wo.

KI (abs.): – Aktive Tuberkulose, schwere Infektionen wie Sepsis und opportunistische Infektionen, mäßige bis schwere Herzinsuffizienz (NYHA-Klasse III/IV)

WW: – Nicht bekannt
– Die gleichzeitige Anwendung von Adalimumab mit Anakinra oder Abatacept wird nicht empfohlen

UAW

Sehr häufig: – Infektionen des Respirationstraktes, Leukopenie, Anämie, erhöhte Blutfett- und/oder Leberwerte, Kopfschmerzen, GI-Symptome, muskuloskelettale Schmerzen, Reaktionen an der Einstichstelle, psoriasiforme Hautausschläge

Häufig: – Infektionen aller Organsysteme, epitheliale Hauttumoren (Basaliom, Spinaliom), Thrombozytopenie, Leukozytose, depressive Verstimmungen, Schlaflosigkeit, Schwankungen der Elektrolytwerte (bes. Kalium), Parästhesien, eingeschränktes Sehvermögen, Tachykardie, Blutdruckerhöhung, Flush, Husten, Asthma, Dyspnoe, Sicca-Symptome, Pruritus, Urtikaria, Hämatome/Purpura, Hyperhidrose, Brüchigkeit der Nägel, Muskelkrämpfe, Hämaturie, eingeschränkte Nierenfunktion, Brustschmerzen, Ödeme, Koagulationsstörungen (verlängerte partielle Thromboplastinzeit), Nachweis von Autoantikörpern (ANA, anti-dsDNA), beeinträchtigte Wundheilung

Geleg.: – Opportunistische Infektionen, idiopathische thrombozytopenische Purpura, Tremor, Hörstörungen, Tinnitus, Arrhythmie, COPD, Pankreatitis, Dysphagie, Gesichtsödeme, erhöhte Bilirubinwerte, Cholelithiasis/Cholezytitis, nächtliches Schwitzen, Rhabdomyolyse, Nykturie, erektile Dysfunktion

Selten: – Erhöhtes Risiko für Lymphome, solide Organtumoren und Melanome, Panzytopenie, MS, Herzstillstand, arterieller Gefäßverschluss, Thrombophlebitis, systemischer Lupus erythematodes

Etanercept

Enbrel 25 mg, 4/8/24 Pulver und Injektionslösung

Enbrel 50 mg, 4/12 Myclic Fertigpen

Dos.: 25 oder 50 mg 1–2 × wöchentlich s.c.

KI (abs.): – Sepsis oder Risiko einer Sepsis; aktive, chronische oder lokalisierte Infektionen

WW: – Nicht bekannt
– Die gleichzeitige Anwendung von Etanercept mit Anakinra oder Abatacept wird nicht empfohlen

UAW

Sehr häufig: – Infektionen, Reaktionen an der Einstichstelle

Häufig: – Allergische Reaktionen, Bildung von Autoantikörpern (ANA, anti-dsDNA), Pruritus, Fieber

Geleg.: – Schwere Infektionen, epitheliale Hauttumoren (Basaliom, Spinaliom), Thrombozytopenie, systemische Vaskulitis (einschließlich ANCA-positive Vaskulitis), Uveitis, interstitielle Lungenerkrankungen (einschließlich Pneumonitis und pulmonale Fibrose), Angioödem, Urtikaria, Exantheme, psoriasiforme Hautausschläge, Pustulosis-palmoplantaris-artige Hautausschläge

Selten: – Tuberkulose, opportunistische Infektionen, Lymphome, Melanome, Anämie, BB-Veränderungen, schwere allergische/anaphylaktische Reaktionen (einschließlich Angioödem), Sarkoidose, entmyelinisierende Erkrankungen (MS, Neuritis nervi optici), Verschlechterung einer Herzinsuffizienz, erhöhte Leberenzyme, autoimmune Hepatitis, kutane Vaskulitis, Stevens-Johnson-Syndrom, Erythema multiforme, Lupus erythematodes

Infliximab

Remicade 100 mg Pulver 2/3/4/5 Flaschen

Dos.: 5 mg/kg KG Wo. 0, 2, 6, danach alle 8 Wo. i.v. als Infusion

Vorzugsweise mit niedrig dosiertem Methotrexat (5–10 mg/Wo.) zur Prävention von Antikörpern gegen Infliximab

KI (abs.): – Tuberkulose oder schwere Infektionen (Sepsis, Abszesse), opportunistische Infektionen, mäßiggradige oder schwere Herzinsuffizienz (NYHA-Klasse III/IV)

WW: – Nicht bekannt
– Die gleichzeitige Anwendung von Infliximab mit Anakinra oder Abatacept wird nicht empfohlen

UAW

Sehr häufig:	– Virusinfektionen (Influenza, Herpes), Kopfschmerzen, Infektionen des oberen Respirationstraktes, abdominelle Schmerzen, Übelkeit
Häufig:	– Bakterielle Infektionen, BB-Veränderungen, Lymphadenopathie, Depression, Schlaflosigkeit, Schwindel/Benommenheit, Hypästhesie, Parästhesie, Konjunktivitis, Tachykardie, Blutdruckschwankungen, Flush, Infektionen des unteren Respirationstraktes, Dyspnoe, Nasenbluten, GI-Symptome, Leberfunktionsstörungen, erhöhte Transaminasen, psoriasiformer Hautausschlag, Urtikaria, Pruritus, Hyperhidrose, Alopezie, thorakale Schmerzen, Ermüdung, Fieber, Ödeme
Geleg.:	– Tuberkulose, Mykosen (z.B. Candidose), Thrombozytopenie, Schwankung der Lymphozytenzahlen, anaphylaktische Reaktionen, Lupus-artiges Syndrom, Serumkrankheit oder ähnliche Reaktionen, Amnesie, Agitation, Verwirrtheit, Somnolenz, Krampfanfälle, Neuropathie, Keratitis, Hordeolum, Herzinsuffizienz, Arrhythmie, Synkope, Bradykardie, Thrombophlebitis, Hämatome, Lungenödem, Bronchospasmus, Pleuritis, Pleuraerguss, Darmstenose, Pankreatitis, Hepatitis, Cholezystitis, Mykosen der Haut, Arthralgie, Myalgie, Rückenschmerzen, Pyelonephritis, Vaginitis, verzögerte Wundheilung, Bildung von Autoantikörpern (ANA, anti-dsDNA)
Selten:	– Meningitis, opportunistische Infektionen (einschließlich Systemmykosen), parasitäre Infektionen, Reaktivierung einer Hepatitis B, Lymphome, Leukämie, Agranulozytose, Purpura, Anämie, anaphylaktischer Schock, Vaskulitis, Apathie, demyelinisierende Erkrankungen, Endophthalmitis, Zyanosem, Perikarderguss, Petechien, Gefäßspasmus, interstitielle Lungenerkrankungen (einschließlich Pneumonitis, Fibrose), Autoimmunhepatitis, Ikterus, kutane Arzneimittelreaktionen, Furunkulose, granulomatöse Läsionen, Störungen des Komplementsystems

4.2 IL-12/-23p40-Antagonisten

Der bislang einzige IL-12/IL-23-Antagonist Ustekinumab ist nur zur Therapie der mittelschweren bis schweren Plaque-Psoriasis zugelassen. Daher fehlen Erfahrungen aus anderen Indikationen.

Ustekinumab

Stelara 45/90 mg Fertigspritze

Dos.: 45 mg; als Anfangsdosis, dann nach 4 Wo. und dann in 12-wöchigen Abständen

Bei Patienten > 100 kg KG 90 mg zu gleichen Zeitpunkten

KI (abs.): – Klinisch relevante, aktive Infektionen einschließlich Tuberkulose

WW: – Nicht bekannt

UAW

Sehr häufig: – Infektionen des oberen Respirationstraktes

Häufig: – Cellulitis, Virusinfektionen der oberen Atemwege, Exanthem, Urtikaria, Depression, Schwindel, Kopfschmerzen, Halsschmerzen, verstopfte Nase, Diarrhö, Pruritus, Rückenschmerzen, Myalgie, Müdigkeit, Erythem an der Einstichstelle

Geleg.: – Reaktionen an der Einstichstelle (Schmerzen, Schwellung, Pruritus, Verhärtung, Hämatom)

Selten: – Schwere allergische Reaktionen (einschließlich Anaphylaxie, Angioödem)

4.3 Anti-CD20-Antikörper

Rituximab

MabThera 100 mg/-500 mg Trockensubstanz 2 (100 mg, 1 (500 mg)

Dos.: 375 mg/m^2 KOF 4 × in wöchentlichem Abstand

KI (abs.): – Aktive, schwere Infektionen
– Patienten mit stark geschwächter Immunabwehr

	– Schwere Herzinsuffizienz (NYHA IV) oder schwere, unkontrollierte Herzerkrankungen
KI (rel.):	– Hohe Tumorlast, hohe Zahl zirkulierender maligner Zellen (≥ 25 × 10^9/l); höheres Risiko für «Cytokine-release»-Syndrom – Vorbestehende Lungeninsuffizienz/pulmonale Tumorinfiltration – Vorbestehende Herzerkrankungen/kardiotoxische Chemotherapie – Rezidivierende/chronische Infektionen – Granulozyto-/Thrombozytopenie – Hepatitis-B-Infektion (auch anamnestisch, u.U. Reaktivierung)
WW:	– Die gleichzeitige Anwendung von anderen therapeutischen AK wird nicht empfohlen
UAW	
Sehr häufig:	– Bakterielle und virale Infektionen – Neutropenie, Leukopenie – Infusionsbedingte Reaktionen, Angioödem – Übelkeit – Pruritus, Exanthem, Alopezie – Fieber, Schüttelfrost, Asthenie, Kopfschmerzen – Verminderte IgG-Serumspiegel
Häufig:	– Schwere bis schwerste Infektionen – Anämie, Panzytopenie, Granulozytopenie – Hyperglykämie, Ödeme, Hypokalziämie – Parästhesien, Erregung, Schlaflosigkeit, Schwindel, Angstgefühle – Konjunktivitis – Tinnitus – Arrhythmie, Tachkardie – Hypertonie, Hypotonie – Bronchospasmus, Dyspnoe, Rhinitis – GI(S) – Urtikaria – Muskel- und/oder Skelettschmerzen
Geleg.:	– Gerinnungsstörungen, hämolytische Anämie – Depression, Nervosität

	– Störungen der Geschmacksempfindung – Asthma – Schmerzen an der Infusionsstelle
Cave:	– In Einzelfällen progressive multifokale Leukenzephalopathie mit Todesfolge beschrieben (bei Pat. mit Vaskulitis und SLE!) – Bei Pat. mit rheumatoider Arthritis wurden tödliche, infusionsbedingte Reaktionen beobachtet

Schwangerschaft, Stillzeit, Anwendung bei Kindern

Präparat	SS	Stillzeit	Kinder
Infliximab	kontraindiziert (Gr4); adäquate Kontrazeption bis mindestens 6 Mo. nach der letzten Remicade-Behandlung	kontraindiziert (La1); wegen der Ausscheidung von Immunglobulinen über die Muttermilch sollten Frauen mindestens 6 Mo. lang nach der Remicade-Behandlung nicht stillen	zugelassen zur Therapie des juvenilen Morbus Crohn ab 6 J; sonst nur Erwachsene ≥ 18 J (keine Erfahrung bei Kindern)
Etanercept	kontraindiziert (Gr4)	kontraindiziert (La1); Abstillen erforderlich	möglich bei Kindern und Jugendlichen (≥ 4 J bis < 18 J); bei Psoriasis Zulassung für Kinder ≥ 8 J
Adalimumab	kontraindiziert (Gr4); adäquate Kontrazeption bis mindestens 5 Mo. nach der letzten Gabe von Humira fortführen	kontraindiziert (La1); da humane Immunglobuline in die Muttermilch übergehen, dürfen Frauen nach der letzten Gabe von Humira mindestens 5 Mo. lang nicht stillen	nicht empfohlen (keine Erfahrung)
Rituximab	strenge Indikationsstellung (Gr5); plazentagängig; B-Zell-Depletion beim Feten möglich; adäquate Kontrazeption bis mindestens 12 Mo. nach der letzten Gabe von Rituximab fortführen	strenge Indikationsstellung (La1)	nicht empfohlen (keine Daten zu Wirksamkeit und Sicherheit); nur Erwachsene ≥ 18 J
Ustekinumab	strenge Indikationsstellung (Gr5)	strenge Indikationsstellung (La1)	nicht empfohlen (keine Erfahrung)

5. Immunsuppressiva und immunmodulierende Substanzen

Allgemeines (gilt für alle folgenden Präparate außer *Fumaderm®, IVIG und Interferon-α)*

- Erhöhtes Risiko für Lymphome und andere maligne Erkrankungen (bes. Karzinome der Haut, Sarkome oder Zervixkarzinome, bei Cyclophosphamid auch Harnwegskarzinome) – Zusammenhang mit Grunderkrankung sowie Intensität und Dauer der Immunosuppression, weniger abhängig von verwendetem Medikament → konsequenter UV-Schutz, regelmäßige Vorsorgeuntersuchungen
- Angegebene UAW treten im Allgemeinen häufiger bei Transplantationspatienten auf (i.d.R. höhere Dosierung)

Azathioprin

z.B. Imurek 25/50 mg Filmtbl. 100

Dos.: 1–3 mg/kg/d nach den Mahlzeiten mit viel Flüssigkeit (Wirkungseintritt nach 6–12 Wo.)

KI (abs.):
- SS, Stillzeit (Kontrazeption mindestens 3 Mo. nach Therapie auch für Männer!), Versagen von IUP möglich!
- Impfung mit Lebendimpfstoffen (insbesondere BCG, Pocken, Gelbfieber)
- Schwere Infektionen
- Schwere Leber-/KM-Insuffizienz (mindestens wöchentliche Kontrollen des BB)
- Pankreatitis

KI (rel.):
- Dosisreduktion bei: älteren Pat., Nieren-/Leberinsuffizienz
- TPMT-Mangel → rasch einsetzende Myelosuppression (Verstärkung durch TPMT-Inhibitoren wie Olsalazin, Mesalazin oder Sulfasalazin möglich)
- Komedikation mit Muskelrelaxanzien
- Varicella-Zoster-Infektion (Therapie unterbrechen)

WW:
- Xanthinoxidasehemmer (Allopurinol, Oxipurinol oder Thiopurinol): Hemmung des Abbaus von Azathioprin → KM-Toxizität ↑ (Dosisreduktion auf 25%)
- Nicht depolarisierende Muskelrelaxanzien (Curare, Tubocurarin, Pancuronium), orale Antikoagulanzien (Wi ↓)
- Polarisierende Muskelrelaxanzien (Succinylcholin), Aminosalicylsäurederivate (Olsalazin, Mesalazin, Sulfasalazin) (Wi ↑)

- Myelotoxizität ↑: myelosuppressive Substanzen (Penicillamin, Zytostatika), Trimethoprim/Sulfamethoxazol, Cimetidin, Indometacin, ACE-Hemmer
- Lebendimpfstoffe: Infektionsgefahr; bei Impfungen aus abgetöteten Erregern oder Toxikoiden ist eine verminderte Immunantwort wahrscheinlich (Titerbestimmung)

UAW

Sehr häufig:
- Leukopenie

Häufig:
- Thrombozytopenie, Anämie
- Übelkeit, Erbrechen

Geleg.:
- Effluvium (oft spontane Besserung trotz fortgesetzter Therapie)
- Virale/mykologische/bakterielle Infektionen (bei Transplantatempfängern sehr häufig!)
- Überempfindlichkeitsreaktionen: GI(S), Exantheme, Myalgien/Arthralgien, Hypotonie, Vaskulitis
- Nieren-/Leberfunktionsstörungen, Cholestase, Pankreatitis

Selten:
- Agranulozytose, Panzytopenie, aplastische Anämie

Cave:
- *Sehr selten:* interstitielle Pneumonitis

Monit.:
- Vor Therapie Ausschluss TPMT-Mangel (Enzymaktivität oder Genotypisierung)
- BB: 1.–8. Therapiewoche: wöchentlich; danach monatlich
- Niere, Leber, Urinstatus: 1. Mo.: 1 ×/Wo.; 2. Mo.: alle 2 Wo; dann 1 ×/Mo.)

Ciclosporin

z.B. Immunosporin 25/50/100 mg Weichkps. 30/60/90

z.B. Ciclosporin Pro 25/50/100 mg Weichkps. 30/50/60/90/100

Dos.: ≤ 5 mg/kg/d (darüber steigendes Risiko irreversibler Nierenschäden) auf 2 ED verteilt. Nicht zu fetten Speisen, kein Grapefruitsaft!

KI (abs.):
- SS, Stillzeit
- Niereninsuffizienz
- Unkontrollierter Hypertonus
- Unkontrollierte Infektionskrankheiten

- Tumorerkrankungen (auch anamnestisch)
- Schwerwiegende Lebererkrankungen
- Gleichzeitige Anwendung von PUVA, selektiver ultravioletter Fototherapie, Retinoiden (frühestens 4 Wo. nach Therapie) oder immunsupprimierender Therapie (außer Kortikosteroide); MTX-Langzeittherapie
- Erythrodermische und pustulöse Psoriasis (in Einzelfällen mit gutem Erfolg angewendet!)
- Lebendimpfstoffe

KI (rel.):
- Hyperurikämie
- Entgleister Hypertonus (Dosisreduktion oder Beendigung der Therapie)
- Präkanzeröse/kanzeröse Veränderungen (insbesondere der Haut) → Therapieende, regelmäßige Vorsorge
- Komedikation mit NSAR (Nierenfunktion!)
- Ausschluss/Abheilung viraler Infektionen vor Therapie
- Ältere Pat. (Dosisanpassung)
- Enthält Äthanol! (>12 Vol.-%)

Cave:
- Lebererkrankungen, C2-Abusus/«trockener Alkoholiker», Epileptiker

WW:
- Everolimus/Sirolimus, Diclofenac, Digoxin, Colchicin, Prednisolon, einige HMG-CoA-Reduktasehemmer (Statine) (Wi ↑)
- Ciclosporinspiegel ↑: *Grapefruitsaft!* Azol-Antimykotika, Makrolid-AB, Doxycyclin, orale Kontrazeptiva, Propafenon, Methylprednisolon (hohe Dosen), Metoclopramid, Danazol, Allopurinol, Amiodaron, Cholsäure und -derivate, Protease-Inhibitoren (z.B. Saquinavir), Calcium-Antagonisten, Imatinib
- Ciclosporinspiegel ↓: Barbiturate, Carbamazepin, Phenytoin, Metamizol, Rifampicin, Nafcillin, Octreotid, Orlistat, Bosentan, Probucol, Ticlopidin, Terbinafin, Sulfinpyrazon, Sulfadimidin (nur i.v.), Trimethoprim, Johanniskraut-haltige AM (CYP450!)
- Zerebrale Krampfanfälle ↑: Methylprednisolon, Prednison und Prednisolon
- Nephrotoxizität ↑: Aminoglykoside, Amphotericin B, Ciprofloxacin, Melphalan, Trimethoprim, Vancomycin, nicht steroidale Antiphlogistika, H_2-Rezeptor-Antagonisten, bei organtransplantierten Pat. auch Bezafibrat/Fenofibrat

- Nifedipin (bei Gingivahyperplasie vermeiden!)
- Keine kaliumreiche Ernährung, kaliumsparende AM (z.B. kaliumsparende Diuretika, ACE-Hemmer, Angiotensin-II-Rezeptor-Antagonisten) und kaliumhaltige AM vermeiden (ggf. Kaliumblutspiegel regelmäßig kontrollieren)
- Keine Kombination mit anderen Calcineurin-Inhibitoren (z.B. Tacrolimus) → Nephrotoxizität ↑, anderen Immunsuppressiva: Infektionsanfälligkeit ↑, Lymphome ↑
- HMG-CoA-Reduktasehemmer (z.B. Statine): Myopathien (z.B. Muskelschmerzen, Muskelschwäche, Myositis und Rhabdomyolyse)
- N-Methyl-thiotetrazol-Cephalosporine (Disulfiram-ähnliche Effekte)
- Digoxin, Colchicin (toxische Wi ↑)

UAW

Sehr häufig:
- Lipide ↑

Häufig:
- Nierenfunktionsstörungen (Krea, Harnstoff ↑), unter LZ-Therapie auch interstitielle Fibrose
- Hypertonus
- Gingivahyperplasie, Hypertrichose
- GI(S)
- Tremor, Müdigkeit, Kopfschmerzen, Parästhesien
- ↑: Harnsäure, Kalium; ↓: Mg
- Myalgien, Muskelkrämpfe
- Leberfunktionsstörungen (Bilirubin, GOT, GPT ↑)

Geleg.:
- Akne, Exantheme
- ↑: BZ
- Anämie
- Enzephalopathie, Konvulsionen

Selten:
- Pruritus
- Gynäkomastie
- Motorische Polyneuropathie, Enzephalopathie
- KHK
- Pankreatitis
- Leukopenie, hämolytische Anämie, HUS
- Erhöhte Infektionsgefahr

Monit.:
- Lipide (vor, nach 1 Mo. Therapie)
- RR
- BB, Krea, Harnstoff, Harnsäure, Leber, Bilirubin, AP, Kalium, Urinstatus; ggf. Mg (bei z.B. Muskelkrämpfen)
- 1. Mo.: alle 2 Wo., dann 1 ×/Mo., nach 3 Mo. alle 2 Mo.
- Serum-Krea: 2 × vor, erste 3 Mo. 2-wöchentlich unter Therapie
- Krea > 30% Ausgangswert: Dosis ↓ 25–50%
- Krea > 50% Ausgangswert: Dosis ↓ > 50%
- Krea-Clearance und Ciclosporin-Spiegelbestimmung routinemäßig nicht erforderlich!

Cyclophosphamid

z.B. Endoxan 50 mg überzogene Tbl. 50/100

Dos.: 1–2 mg/kg morgens mit viel Flüssigkeit

z.B. 100/200/500 mg, 1 g Injektionsflaschen

Dos.: 50–100 mg/m^2 Körperoberfläche i.v.

Allg.: Auf regelmäßige Blasenentleerung achten, kein Alkohol, kein Grapefruitsaft

KI (abs.):
- SS, Stillzeit (Kontrazeption bis 6 Mo. nach Therapieende!), Männer mit Kinderwunsch (ggf. Sperma-Kryokonservierung)
- Blasenentleerungsstörungen, akute hämorrhagische Zystitis
- Akute Infektionen
- Schwere Myelodepression, Elektrolytstörungen
- Lebendimpfungen

KI (rel.):
- Dosisreduktion: schwere Leber- und Niereninsuffizienz, Komedikation mit anderen myelosuppressiven AM
- Diabetes mellitus
- Akute Porphyrie
- Bekannte Hepatitis (nach Therapieende Reaktivierung möglich)

WW:
- Sulfonylharnstoffe, Muskelrelaxanzien (Wi ↑)
- Digoxin (Wi ↓)
- Wi ↑: Phenobarbital, Phenytoin, Benzodiazepine, Chloralhydrat, Dexamethason, Chloramphenicol
- Myelosuppression ↑: Allopurinol, Hydrochlorothiazid
- Myelotoxizität ↑: myelosuppressive AM
- Kardiotoxizität ↑: Anthracycline, Pentostatin

UAW

Häufig: – Leuko-/Thrombozytopenie (sekundäre Infektionen, Blutungsrisiko!)
– GI(S), Effluvium (reversibel), Stomatitis
– Hämorrhagische Zystitis, Mikro-/Makrohämaturie; Prophylaxe mit Uromitexan (Mesna®): je 20% der Cyclophosphamiddosis nach 0, 4 und 8 h; bei Autoimmunerkrankungen nur nach sorgfältiger Risiko-Nutzen-Abwägung (häufiger Überempfindlichkeitsreaktionen)

Geleg.: – Nierenfunktionsstörungen

Selten: – ↑: GOT, GPT, GGT, AP, Bilirubin
– Pneumonitis, interstitielle Pneumonie, Lungenfibrose
– Störungen der Spermatogenese/Ovulation (z.T. irreversibel)
– Verminderte Impfantwort
– Cave: sekundäre zytostatikainduzierte Kardiomyopathie insbesondere nach hoher Dosis (120–240 mg/KG) oder vorheriger Bestrahlungsbehandlung der Herzregion möglich

Monit.: – Vor Therapiebeginn Ausschluss möglicher Harnabflussbehinderungen, Infekte sanieren (Mund-SH!), Elektrolythaushalt korrigieren
– BB (anfangs alle 5–7 d, bei Leukozyten < 3000/μl alle 2 d, bei Dauerbehandlung alle 2 Wo.)
– Leber, Niere, Elektrolyte, Urinstatus (Erythrozyturie)
– Kontrollintervalle individuell nach Laborwerten

Fumarsäureester

Fumaderm initial magensaftresistente Tbl. (30 mg) 40

Fumaderm magensaftresistente Tbl. (120 mg) 70/100/200

Dos.: bis 3 × 2 Tbl. Fumaderm/d (wöchentlich steigern) zu den Mahlzeiten mit reichlich Flüssigkeit; Dosierungsschema für Fumaderm initial/Fumaderm beachten!

KI (abs.): – SS, Stillzeit, Kinder < 18 J
– Schwere Magen-Darm-Erkrankungen (Ulcus ventriculi und Ulcus duodeni)
– Schwere Leber-/Nierenerkrankungen

WW: – MTX, Retinoide, Psoralen, Ciclosporin, Immunsuppressiva, Zytostatika, nephrotoxische AM (Nephrotoxizität ↑)

UAW

Sehr häufig:
- Flush
- Diarrhö (besser: Einnahme mit Milchprodukten)
- Leichte Lympho-/Leukopenie

Häufig:
- Völlegefühl, Oberbauchkrämpfe, Blähungen
- Lymphopenie, Eosinophilie

Geleg.:
- Übelkeit
- Müdigkeit, Benommenheit, Kopfschmerzen (meist passager)
- Proteinurie, Krea ↑
- ↑: GOT, GPT, GGT

Selten:
- Allergische Hautreaktionen

Monit.:
- Diff.-BB vor, 3 Mo. alle 4 Wo., dann alle 2 Mo., Krea, Transaminasen, GGT, Urinstatus: nach 1 Mo., dann alle 2 Mo.
- Dosisreduktion: Krea > 30% des Ausgangswertes, Proteinurie, Leukozyten < 3000/μl, Lymphozyten < 500/μl, Eosinophile > 25%
- Bei Persistenz der pathologischen Laborwerte: Abbruch

Intravenöse Immunglobuline (IVIG)

z.B. KIOVIG 100 mg/ml Infusionslösung 1/2,5/5/10/20/30 g

Dos.: 0,5–2,0 g/kg KG über 2–5 d

KI (abs.):
- IgA-Mangel (vor Therapie ausschließen)

KI (rel.):
- Herzinsuffizienz, Kardiomyopathie

WW:
- Lebendimpfstoffe (Masern, Mumps, Röteln, Varizellen) – Inaktivierung bis zu 3 Mo. nach Anwendung möglich
- Keine gleichzeitige Gabe von Schleifendiuretika
- Beeinflussung bestimmter Labortests (falsch-positiv: Cholesterin, Harnstoff, Krea; falsch-negativ: Hämatokrit, Eosinophile, Leukozyten)

UAW

Sehr häufig:
- Kopfschmerzen (Infusionsgeschwindigkeit einhalten!)

Häufig:
- Schwindel, Migräne
- Flush, Schüttelfrost
- Tachykardie, Hypertonie

- Husten, Rhinorrhö, Bronchitis
- GI(S)
- Juckreiz, Urtikaria, Flush
- Rückenschmerzen, Arthralgien, Myalgien
- Müdigkeit, erhöhte Körpertemperatur

Geleg.:
- Infektionen (Atem-, Harnwege)
- Anämie, Lymphadenopathie
- Schilddrüsenerkrankungen
- Angstanfälle
- Sprach-, Geschmacks-, Schlafstörungen
- Flüssigkeitsansammlungen im Mittelohr
- Peripheres Kältegefühl, Phlebitis
- Asthma, Schwellungen der Atemwege
- Angioneurotisches Syndrom
- Muskelkrämpfe
- Periphere Ödeme

Selten:
- Aseptische Meningitis

Interferon-α

IFNα2a:

z.B. Roferon-A Fertigspritze mit Injektionslösung 3/4,5/6/9 Mio I.E 6/30 (3/4,5/6/9 Mio I.E.), 1/6 (18 Mio. I.E.); Roferon-A 18 Mio I.E. Patrone 1/3/6

Dos.: Niedrigdosistherapie mit IFNα2a beim Melanom: 3 × 3 Mio. I.E./Wo. s.c. über 18 Mo. Lymphomtherapie (CTCL): max. 18 Mio. I.E./d s.c. über 12 Wo. (über 7 d steigern)

IFNα2b:

z.B. Intron A 18/-30/-60 Mio. I.E. Injektionslösung, Mehrfach-dosierungs-Pen 1/2/8

Dos.:
- Hochdosistherapie mit IFNα2b
- Induktionstherapie: 20 Mio. I.E./m^2/d i.v. für 5 d über 4 Wo.
- Erhaltungstherapie: 10 Mio. I.E./m^2 3 ×/Wo. s.c.

KI (abs.):
- SS, Stillzeit (Kontrazeption bis 4 Mo. nach Therapie), Kinder
- Schwere Herz-, Leber-, Lungen- oder Nierenerkrankungen
- Schwere Myelosuppression

- Epilepsie, schwere psychische Erkrankungen
- Autoimmunerkrankungen, Immunsuppression
- Therapieresistente Schilddrüsenerkrankungen

KI (rel.):
- Depressionen
- COPD
- Diabetes mellitus mit Neigung zu Ketoazidose
- Gerinnungsstörungen, Thrombophlebitis, Lungenembolie
- Psoriasis vulgaris (Exazerbation)
- Immunsuppression nach Tx (ggf. Wirkabschwächung durch immunstimulierende Wirkung des IFN!)

WW:
- Sedativa, Theophyllin, Aminophyllin (Wi ↑)
- Andere potente myelosuppressive AM (Toxizität ↑)

UAW

Sehr häufig:
- Fieber, grippeartige Symptome, Myalgien/Arthralgien (Paracetamol bis 4 × 1 g/d)
- Appetitlosigkeit, Diarrhö
- Kopfschmerzen, Schwindel, Hyperhidrosis
- Husten, Dyspnoe
- Alopezie, Pruritus, Xerosis cutis, Exantheme
- Virusinfektionen
- Leukopenie

Häufig:
- Bronchitis, Rhinitis, Sinusitis
- Thrombozytopenie, Anämie
- Lymphadenopathie
- Hyper-/Hypothyreose
- Hyperurikämie, Hypokalzämie
- GI(S)
- Nervosität, Schlafstörungen
- Mundtrockenheit, Durst
- Parästhesien, Tremor
- Geschmacksveränderungen, Sehstörungen, Tinnitus
- Palpitationen, Tachykardie, Hypertonus
- Menstruationsstörungen

Geleg.:
- Depressionen, Gefühlsschwankungen, Konzentrationsstörungen, Sehstörungen, Schwindel
- Proteinurie, Dehydratation, Elektrolytentgleisung
- Leberenzyme
- Hyper-/Hypotonie

Selten:
- Netzhautblutungen, Retinopathie, Optikusneuritis
- Kardiomyopathie, Myokardinfarkt, dekompensierte Herzinsuffizienz
- Pneumonie, Dyspnoe, Husten
- Hepatitis, Leberfunktionsstörungen
- Pankreatitis, Nierenfunktionsstörungen
- Herpes simplex
- Agranulozytose, hämolytische Anämie
- Autoimmunerkrankungen (SD-Erkrankungen, SLE, RA, Vaskulitis), anaphylaktische Reaktionen
- ↑: AP, LDH, Krea, Harnstoff, Harnsäure, GOT, GPT, BZ
- Eingeschränktes Reaktionsvermögen

Monit.:
- Bestimmung von Autoantikörpern und TSH vor Therapiebeginn (Prädisposition für Autoimmunerkrankungen?)
- Induktionsphase: 1 ×/Wo., Erhaltungsphase: 1 × /Mo.: BB, Leber, Niere, LDH, Elektrolyte, Eiweiß
- Leukozyten < 500/μl, GOT/GPT > 5 × NW: Therapiepause, bei Normalisierung Therapie mit halber Dosis wieder aufnehmen
- Leukozyten < 250/μl, GOT/GPT > 10 × NW: absetzen
- Bei respiratorischen Symptomen: Rö-Thorax
- Bei ophthalmologischen Symptomen: augenärztliche Untersuchung (bei Pat. mit Hypertonus oder Diabetes auch vor Therapieeinleitung)

Leflunomid

Allg.: Lange Halbwertszeit!
Beachten der Wartezeit bei Schwangerschaft (2 J) oder Zeugung, gegebenenfalls Auswaschen.

Arava 10/20/100 mg Filmtbl. 30/100 (10/20 mg) 50 (20 mg) 3 (100 mg)

Dos.: Induktionsphase: 100 mg/d über 3 d
- Erhaltungsphase: 10–20 mg/d (Wirkungseintritt nach 4–6 Wo.) unzerkaut mit ausreichend Flüssigkeit
- Dosisanpassung bei leichter Niereninsuffizienz

KI (abs.):
- SS, Stillzeit, Männer mit Kinderwunsch, Kinder < 18 J
- Schwere Immundefekte oder Infektionen

- KM-Insuffizienz, ausgeprägte Anämie, Leuko-/Neutro-/Thrombozytopenie (nicht durch RA oder Psoriasis-Arthritis verursacht)
- Schwere Infektionen
- Niereninsuffizienz (mittlere bis schwere), Leberinsuffizienz
- Schwere Hypoproteinämie, z.B. bei nephrotischem Syndrom (Plasmaspiegel ↑)

KI (rel.):
- Komedikation oder kurz zurückliegende Therapie mit hepato- oder hämatotoxischen DMARDs (z.B. MTX) → Erhöhtes Risiko schwerwiegender UAW
- Alkohol
- Lebendimpfstoffe

WW:
- Lange HWZ des aktiven Metaboliten von Leflunomid beachten (1–4 Wo.!)
- Dosisanpassung: Phenytoin, Warfarin, Tolbutamid
- Plasmaspiegel ↓: Colestyramin/Aktivkohlepulver
- NSAR und/oder Kortikosteroide *dürfen* während der Therapie mit Leflunomid eingenommen werden!

UAW

Häufig:
- Leichter Hypertonus
- GI(S), aphthöse Stomatitis, Gewichtsverlust
- Leberwerte ↑ (v.a. Transaminasen), CK ↑
- Leukopenie
- Kopfschmerzen, Schwindel, Parästhesie, Asthenie
- Effluvium, Ekzeme/Exantheme, Xerosis cutis, Pruritus
- Sehnenscheidenentzündung
- Leichte allergische Reaktionen

Geleg.:
- Anämie, Thrombozytopenie
- Hypokaliämie/-phosphatämie, Hyperlipidämie
- Geschmacksveränderungen
- Sehnenruptur
- Angstgefühl
- Urtikaria

Selten:
- Hepatitis, Cholestase
- Schwere Infektionen (inkl. Sepsis)
- Eosinophilie, schwere Leukopenie, Panzytopenie, LDH ↑
- Interstitielle Pneumonitis

- Schwerer Hypertonus
- Beeinträchtigung der Spermienkonzentration/-beweglichkeit möglich

Monit.:
- Leber (GPT!), Diff.-BB (vor Therapie; erste 6 Mo.: alle 2 Wo.; später: alle 8 Wo.), RR
- GPT > 2–3-fach der Norm: Dosisreduktion (10 mg), wöchentliche Kontrollen
- Therapie beenden bei: Panzytopenie, persistierender Erhöhung der GPT (> 2–3-fach der Norm), ulzerierender Stomatitis
- Auswaschmaßnahmen: 8 g Cholestyramin 3 × täglich oder 50 g Aktivkohle 4 × täglich über 11 d

Methotrexat

z.B. Lantarel 2,5/7,5/10 mg Tbl. 10/30

z.B. Metex Fertigspritzen 7,5/10/12,5/15/17,5/20/22,5/25/27,5/30 mg 1/4/6/12/24

Dos.: 1 × wöchentlich 2,5–30 mg MTX s.c., i.v., oral, (i.m.); individuelle Erhaltungsdosis. Bei eingeschränkter Nierenfunktion Dosisanpassung nach Krea-Clearance (ml/min) > 50 ml/min 100%, 20–50 ml/min 50%

KI (abs.):
- SS, Stillzeit (Kontrazeption bis 6 Mo. nach Therapie auch für Männer!), gegebenenfalls Spermakonservierung
- Schwere Nieren-/Leberinsuffizienz (Dosisanpassung)
- Nicht bei Bilirubin > 5 mg/dl, Krea-Clearance < 20 ml/min
- Hämatologische Erkrankungen
- Schwere Infektionen, Immundefizienz
- Magen-Darm-Ulzera

KI (rel.):
- Kinder
- Einschränkung der Lungenfunktion
- Aszites, Pleuraerguss (Plasmaeliminations-HWZ ↑, Toxizität ↑)
- Insulinpflichtiger Diabetes mellitus (Cave: Leberzirrhose ohne Transaminasenanstieg!)
- Inaktive, chronische Infektion (z.B. Herpes zoster, Tuberkulose, Hepatitis B oder C)
- Erbrechen, Diarrhö, Stomatitis (→ Dehydratation: Verstärkung der Toxizität möglich)

- Alkoholabusus, andere hepatotoxische Medikamente
- Folsäuremangel
- Folsäureantagonisten (z.B. Trimethoprim/Sulfametoxazol): selten Panzytopenie
- Gleichzeitige UV-Bestrahlung

WW:
- Toxizität ↑: Phenytoin, Barbiturate, Tranquilizer, orale Kontrazeptiva, Tetracycline, Penicilline, Probenecid, NSAR, Folsäuremangel/KM-Insuffizienz, Sulfonamide, Trimethoprim-Sulfamethoxazol
- Wi ↑: Protonenpumpenhemmer (z.B. Omeprazol, Pantoprazol)
- Folinsäurehaltige AM, Tetracycline, Chloramphenicol (Wi ↓)
- Theophyllin, Mercaptopurine (Wi ↑)

UAW

Sehr häufig:
- GI(S)
- ↑: GOT, GPT, AP, Bilirubin
- Entzündungen/Ulzerationen der Mund-/Rachenschleimhaut

Häufig:
- Exantheme, Erytheme, Juckreiz
- Kopfschmerzen, Müdigkeit, Benommenheit
- Interstitielle Alveolitis/Pneumonitis (oft mit Eosinophilie)
- Leukozytopenie, Thrombozytopenie, Anämie

Geleg.:
- Fotosensibilität, Urtikaria, Hyperpigmentierung, Haarausfall, Vaskulitis
- Arthralgie, Myalgie, Osteoporose
- Schwindel, Verwirrtheit, Depression
- Steatosis hepatis, Leberfibrose/-zirrhose
- Diabetische Stoffwechsellage
- Panzytopenie
- Entzündungen und Ulzerationen im Bereich von Harnblase, Blasenentleerungsstörungen
- Allergische Reaktionen (inkl. anaphylaktischer Schock)
- Zunahme von Rheumaknoten
- Serumalbumin ↓

Selten:
- Megaloblastäre Anämie
- Oligospermie, Menstruationsstörungen
- Akute Hepatitis

- Thromboembolische Ereignisse
- Pigmentierung der Nägel, Akne, Petechien
- Sehstörungen
- Hypotonie, Atemstillstand
- Ulzerationen des Magen-Darm-Traktes
- Lungenfibrose, Asthma
- Pleuraergüsse, Pneumocystis-Pneumonie
- Pneumokarditis, Perikarderguss
- Niereninsuffizienz, Elektrolytstörungen

Monit.:
- Vor Therapie: Diff.-BB, Leber (GPT, GOT, AP, Bilirubin), Serumalbumin, Niere (ggf. mit Krea-Clearance), Hepatitis-Serologie (B, C); ggf. Tuberkulose-Ausschluss, Thorax-röntgen, Sonografie-Abdomen
- Diff.-BB, Niere (Krea, Harnstoff, Urinstatus), Leber: 1. Mo.: 1 × /Wo., bis 3. Mo.: alle 2 Wo., ab 4. Mo.: alle 2 Mo.
- Sonografie-Abdomen (alle 6 Mo.)
- Gegebenenfalls Kontrolle bezüglich möglicher Leberfibrose mittels Bestimmung von aminoterminalem Propeptid vom Typ-III-Prokollagen im Serum
- *Folsäure-Prophylaxe* (z.B. Folsan 5 mg Tbl. einmalig am Tag nach der MTX-Gabe)

Mycophenolatmofetil

CellCept 250 mg Kps. 100/300

CellCept 500 mg Tbl. 50/150

Dos.: 2 × 1 g/d auf nüchternen Magen

Mycophenolat-Natrium

Myfortic 180/-360 mg magensaftresistente Tbl. 50/100/250

Dos.: 2 × 720 mg/d

KI (abs.):
- SS, Stillzeit (Kontrazeption bis 6 Wo. nach Therapie)

KI (rel.):
- Kinder < 2 J; Myfortic: < 18 J (Erfahrung nur bei Nieren-Tx)
- Schwere Magen-Darm-Erkrankungen
- Komedikation mit Azathioprin (keine Erfahrung)
- Lebendimpfstoffe
- Maligne Tumoren, auch anamnestisch (außer Basaliom)

WW:
- Aciclovir/Valaciclovir (Wi ↑), Vorsicht bei Niereninsuffizienz
- Wi ↓: Medikamente mit Metabolisierung über enterohepatischen Kreislauf, Mg- und Al-haltige Antazida, Colestyramin, Protonenpumpenhemmer (gilt nur für CellCept)

UAW

Sehr häufig:
- Leuko-/Thrombozytopenie, Anämie
- GI(S)
- Infektneigung

Häufig:
- Bronchitis, Pneumonie, GI-Infekte
- ↑: Leberenzyme, Krea, Harnstoff, Harnsäure, BZ, Lipide, Hyperurikämie; Hypo-/Hyperkaliämie
- Schlaflosigkeit, Depression, Erregung
- Panzytopenie
- Kopfschmerzen, Tremor
- Tachykardie, Hyper-/Hypotonie
- Pleuraerguss, Dyspnoe, Husten
- Hepatitis, Cholestase
- Exanthem, Akne, Alopezie
- Arthralgien
- Niereninsuffizienz, Ödeme
- GI-Ulzera, Blutungen, Perforationen

Monit.:
- Diff.-BB (1. Mo.: 1 ×/Wo.; bis 3. Mo.: 2-wöchentlich; dann 1 ×/Mo.)
- Bei Neutrophilen < 1300/μl Abbruch der Therapie

5. Immunsuppressiva und immunmodulierende Substanzen

Schwangerschaft, Stillzeit, Anwendung bei Kindern

Präparat	SS	Stillzeit	Kinder
Azathioprin	kontraindiziert (Gr6); zuverlässige Kontrazeption (kein IUP!) während der Behandlung (Frauen), bei Männern während der Behandlung und 6 Mo. danach (auch beim Partner)	kontraindiziert (La2); milchgängig, wenn nötig abstillen!	möglich (außer bei MS oder JIA – keine Erfahrung)
Ciclosporin	strenge Indikationsstellung (Gr6)	kontraindiziert (La4)	nicht empfohlen bei Kindern mit Psoriasis, RA und atopischer Dermatitis (keine Erfahrung)[a]
Cyclophosphamid	kontraindiziert; sichere Kontrazeption während Therapie und 6 Mo. danach; 1. Trim.: absolut kontraindiziert – bei vitaler Indikation ggf. Schwangerschaftsunterbrechung; 2. + 3. Trim.: Risikoaufklärung bei Kinderwunsch, bei nicht aufschiebbarer Indikation möglich; Männer: vor Therapie ggf. Spermakonservierung	kontraindiziert; milchgängig	bei dermatologischen Indikationen strengste Indikationsstellung
Fumarsäureester	kontraindiziert (Gr4)	kontraindiziert (La1)	kontraindiziert <18 J
Intravenöse Immunglobuline	sorgfältige Indikationsstellung (keine Erfahrung, kein Hinweis auf Schädigung)	möglich (Übertragung schützender AK); milchgängig	keine Angaben
Interferon	strenge Indikationsstellung (Gr4)	strenge Indikationsstellung (La1)	nicht bei Früh-/Neugeborenen, Säuglingen, Kleinkindern
Leflunomid	kontraindiziert (Gr7, Gr8); sichere Kontrazeption (auch für Männer!) während Therapie und anschließend bis der Plasmaspiegel des aktiven Metaboliten unter 0,02 mg/l liegt (bis zu 2 J)!	kontraindiziert (La4)	kontraindiziert <18 J

[a]Große Erfahrung bei der Therapie von Kindern nach Transplantation.

Fortsetzung

Präparat	SS	Stillzeit	Kinder
Methotrexat	kontraindiziert; sichere Kontrazeption bis 3 Mo. nach Therapie (6 Mo. für Männer!); 1. Trim.: teratogene Wirkungen (kraniofaziale, kardiovaskuläre und Extremitäten-Fehlbildungen) – bei vitaler Indikation ggf. Schwangerschaftsunterbrechung; Männer: vor Therapie Beratung über Spermakonservierung	kontraindiziert; milchgängig	möglich ab 3 J
Mycophenolat-mofetil/ Mycophenolat-Natrium	strenge Indikationsstellung (Gr6); Therapie erst nach Ausschluss einer Schwangerschaft; sichere Kontrazeption bis 6 Wo. nach Therapie; Missbildungen bes. der Ohren bei Kindern von Patientinnen, die während der SS behandelt wurden	kontraindiziert (La1)	kontraindiziert <2 J; Mycophenolat-Natrium <18 J

6. Kortikoide

Je nach dermatologischer Indikation müssen entsprechende Dosierungsempfehlungen für die einzelnen Substanzen berücksichtigt werden.

Vergleich gängiger Kortikoide

	Relative antientzündliche Wirkung	Relative mineralokortikoide Wirkung	Cushing-Schwellendosis (mg/d)	HWZ (h)	Äquivalenzdosis (mg)
Hydrokortison	1	1	30	8–12	25–30
Betamethason	30	<0,1	1	36–72	1,2
Dexamethason	30	<0,1	1,5	36–72	0,75–1
Methylprednisolon	5	<0,5	6	12–36	4–6
Prednisolon	6	<1	7,5	12–36	5–7,5
Triamcinolonacetonid	5	<0,1	6	12–36	4–6

Betamethason

z.B. Celestamine N 0,5 liquidum Lösung (1 ml = 0,5 mg) 30 ml

z.B. Celestamine N 0,5 mg Tbl. 20/50

Dos.: – Anfangsdosis 1,5–4 mg/d
– Erhaltungsdosis 0,25–1 mg/d

Dexamethason

z.B. Fortecortin 0,5/2/4/8 Tbl. 20/50/100

Dos.: Anfangsdosis 8–40 mg/d

Methylprednisolon

z.B. Urbason 4/8/16/40 mg Tbl. 10/20/100 (4 mg), 10/30/100 (8/16/40 mg)

Kreuzbruchrille: 4, 16, 40 mg, Bruchrille: 8 mg

Dos.: – Anfangsdosis 80–160 mg/d und mehr
– Erhaltungsdosis 4–16 mg/d

Prednisolon

z.B. Solu-Decortin H 10/25/50/100/250/500/1000 mg Ampullen (Pulver und Lösungsmittel) 3 (10/25 mg), 1/3 (50/100/250 mg), 1 (500/1000 mg)

Dos.: Notfalltherapie i.d.R. 100–500 mg (-1000 mg) i.v.

Triamcinolonacetonid

z.B. Volon A 10/A 10-5 ml Kristallsuspension (1 ml = 10 mg) 1 (1/5 ml)

Dos.: Intrafokal, subläsional: 0,5–1 ml

Allgemeine Richtlinien

KI (abs.):
- Herpes-simplex-Keratitis
- Poliomyelitis
- HBsAG-positive chronisch-aktive Hepatitis
- Schwer einstellbarer Hypertonus oder Diabetes mellitus
- Parasitosen, Systemmykosen
- Magen-Darm-Ulzera
- Schwere Osteoporose
- Herpes simplex/Herpes zoster (virämische Phase), Varizellen
- 8 Wo. vor bis 2 Wo. nach Schutzimpfungen (Lebendimpfstoffe)
- Psychosen
- Eng-/Weitwinkelglaukom

KI (rel.):
- Kinder, ältere Pat.
- Tuberkulose in der Anamnese (Reaktivierung! Tuberkulostatika!)
- Schwere Infektionen (nur in Kombination mit kausaler Therapie)
- Schwere Colitis ulcerosa, Divertikulitis (strenge Überwachung)
- Myasthenia gravis (initial Symptomverschlechterung möglich)
- Diabetes mellitus, Hypertonus, Herzinsuffizienz (sorgfältige Überwachung)
- Hornhautulzerationen/-verletzungen

WW:
- Ciclosporin, Herzglykoside (durch Kaliummangel), Muskelrelaxanzien (Wi ↑)

- Orale Antidiabetika, Antikoagulanzien (Wi ↑)
- Schleifendiuretika, Laxanzien (Kaliummangel ↑)
- Wi ↓: Enzyminduktoren für CYP450 (z.B. Rifampicin, Phenytoin, Barbiturate, Primidon), Antazida
- Wi ↑: Ketoconazol, Itraconazol, orale Kontrazeptiva
- NSAR, Salicylate (GI-Blutungsgefahr ↑)
- ACE-Hemmer (BB-Veränderungen ↑)
- Chloroquin, Hydroxychloroquin, Mefloquin (Kardio-/Myopathien ↑)
- Atropin, Anticholinergika (Augeninnendruck ↑)

Monit.:
- BZT, Elektrolyte (Kalium!), RR
- Augenärztliche Untersuchungen alle 3 Mo.
- Weitere Diagnostik je nach weiteren Grunderkrankungen

Unerwünschte Arzneimittelwirkungen

Haut:
- Striae distensae
- Petechien, Ekchymosen
- Steroidakne
- Verzögerte Wundheilung
- Exanthem, Rosazea-artige Dermatitis, Teleangiektasien, Hypertrichose

Muskel/ Skelett:
- Muskelschwäche
- Myalgien/Arthralgien (v.a. bei zu schneller Dosisreduktion)
- Osteoporose
- Aseptische Knochennekrosen (Femur-/Humeruskopf)
- Sehnenruptur

Augen:
- Glaukom, Katarakt

ZNS:
- Depressionen, Gereiztheit, Schlafstörungen
- Euphorie, Psychosen
- Krampfanfälle, Pseudotumor cerebri

GIT:
- GI(S) (inkl. Blutungen), Ulcus ventriculi
- Pankreatitis

Elektrolyte/Stoffwechsel:
- Cushing-Syndrom (Stammfettsucht, Vollmondgesicht, Plethora)
- Verminderte Glukosetoleranz, Diabetes mellitus
- Natriumretention mit Ödembildung, vermehrte Kaliumausscheidung

- Inaktivität bzw. Atrophie der NNR
- Wachstumsverzögerung bei Kindern
- Störungen der Sexualhormonsekretion (z.B. Amenorrhö, Hirsutismus, Impotenz)
- Lipidstoffwechselstörungen, Gewicht ↑
- Katabole Stoffwechsellage (Eiweißabbau ↑, dadurch Harnstoff ↑)

Kreislauf:
- Hypertonus
- Pulmonale Stauung bei Herzinsuffizienz
- Leuko-/Thrombozytose
- Lymphopenie, Eosinopenie, Polyglobulie

Gefäße:
- Thrombose-/Arterioskleroserisiko ↑
- Vaskulitis (Entzugssyndrom nach LZ-Therapie)

Immunsystem:
- Immunosuppression, erhöhtes Infektionsrisiko
- *i.v. Anwendung zusätzlich*: allergische Reaktionen bis zum Schock (sehr selten)

Hinweise bei Dauermedikation
- Möglichst Dosierung unterhalb der Cushing-Schwelle, Kombinationstherapie erwägen
- Adjuvanter Magenschutz (Antazidum, H1-Blocker, Protonenpumpenhemmer), v.a. bei Kotherapie mit NSAR
- Osteoporoseprophylaxe nach Knochendichtemessung (bei geplanter Gabe von >7,5 mg Prednisolonäquivalent über 4 Wo.), bei manifester Osteoporose oder geplanter hoch dosierter LZ-Therapie Bisphosphonate 1 × wöchentlich
- Euphorisierende Wirkung, bei Dosisreduktion Depression
- Iatrogene Nebenniereninsuffizienz nach 5 d, totale Suppression nach 3–4-wöchiger Gabe von 20–30 mg Prednisolonäquivalent

Gefahr beim Absetzen
- Kortikoidentzugssyndrom
- Exazerbation/Rezidiv der Grunderkrankungen
- Akute NNR-Insuffizienz (v.a. in Stresssituationen, bei Infektionen, Unfällen etc.)

Einnahmemodalitäten, Absetzen der Therapie (Beispiel: Urbason)
- Mit ausreichend Flüssigkeit zu oder direkt nach dem Frühstück (6–8 Uhr)

Therapie über wenige Tage
– Sofortiges Absetzen möglich

Mittelfristige Therapie (<1 Mo.)
– >12 mg Urbason: täglich um 4 mg reduzieren
– 12 mg Urbason: alle 2–3 d um 2 mg oder alle 4–6 d um 4 mg reduzieren

Langzeittherapie
– Alle 2–3 d um 2 mg reduzieren
– 1 Wo. 1 mg/d oder alle 2 d 2 mg, dann absetzen

Schwangerschaft
– Strenge Indikationsstellung (v.a. 1. Trim.)
– Risiko für orale Spaltbildung/intrauterine Wachstumsstörungen ↑
– Gefahr der fetalen NNR-Insuffizienz (3. Trim.)

Stillzeit
– Milchgängig; bei erforderlicher LZ-Therapie Abstillen empfohlen

Kinder
– Strenge Indikationsstellung (Wachstumshemmung), regelmäßige Kontrolle des Längenwachstums

7. Retinoide

Allgemeines

- Schriftliche Aufklärung, Therapiebegleitheft aushändigen
- Regelmäßige SS-Teste im Blut, kleine Packungsgrößen verschreiben
- Sichere Kontrazeption vor, während und nach Therapie (s.u.)
- Erhöhte UV-Empfindlichkeit, verschlechtertes Dämmerungssehen möglich
- Individuelle Dosierung, möglichst niedrige Erhaltungsdosen, alternierende Einnahme
- Erhaltungsdosis nach klinischer Besserung anstreben (meist 0,5 mg/kg/d – um 0,1 mg/kg/d jeden Mo. ↓), Niedrigdosistherapie 0,1 mg/kg/d oder 10–20 mg/d
- Begleitende Pflegetherapie, Kontaktlinsen werden nicht toleriert!
- Keine Blutspende bis 1 Jahr (Isotretinoin und Alitretinoin 1 Mo.) nach Therapie
- Alkoholabstinenz bis 2 Mo. nach Therapieende, fett- und kohlenhydratarme Diät
- Vorsicht bei Pat. mit bekannter Depression, Aufklärung über mögliche Entwicklung/Verschlechterung psychiatrischer Symptome

Acitretin

z.B. Neotigason 10/25 mg Hartkapseln 50/100

Dos.: individuelle Dosisanpassung: initial i.d.R. 30–75 mg/d, später bis maximal 30 mg/d in 1–2 ED zu den Hauptmahlzeiten (z.B. mit Milch)

KI (abs.):
- SS, Stillzeit
- Leber-/Niereninsuffizienz
- Diabetes mellitus
- Adipositas permagna/Hypertriglyceridämie
- Komedikation mit Vitamin A/anderen Retinoiden, MTX, Tetracyclinen (Hirndruck ↑)

KI (rel.):
- Frauen im gebärfähigen Alter (sichere Kontrazeption bis 2 Jahre nach Therapie!), Kinder (Maximaldosis 35 mg/d)
- Bekannte Fettstoffwechselstörungen, Übergewicht, Alkoholmissbrauch, Risiko für Herz-Kreislauf-Erkrankungen (engmaschige Kontrollen)

WW:
- Alkohol (Etretinatbildung!), bis 2 Mo. nach Therapieende
- Phenytoin (Wi ↑)

- Vitamin A/andere Retinoide (Hypervitaminose A)
- Tetracycline (Hirndruck ↑)
- MTX (Hepatitisrisiko ↑)
- Minipille (Wi ↓)

UAW

Häufig:
- ↑: TG/Gesamtcholesterin, LDH, GOT, GPT, GGT, AP, Harnsäure
- Dermatitis, Pruritus, Alopezie
- Paronychien, Nagelbrüchigkeit
- Konjunktivitis, Sehstörungen
- Durst, Frieren

Selten:
- Erhöhte Lichtempfindlichkeit
- Keratitis, Hornhautulzera
- GI(S), Hepatitis, Ikterus, Pankreatitis
- Pseudotumor cerebri

Geleg.:
- Myalgien/Arthralgien, Knochenschmerzen
- Kopfschmerzen, verändertes Geschmacksempfinden
- Hitzegefühl, periphere Ödeme, Flush
- ↑: Harnstoff, Krea, Gesamtbilirubin
- Xerosis, Cheilitis sicca (nach Tagen), Epistaxis
- Desquamation
- Diffuses Effluvium (nach Wochen, reversibel)
- Nachtsehen ↓ (eingeschränktes Reaktionsvermögen)
- Vulvovaginitiden (Candida albicans)
- LZ-Therapie: Hyperostosen, Osteoporose, Weichteilverkalkungen

Monit.:
- SS-Test (alle 4 Wo.)
- BB, Leber (GOT, GPT, AP), Fette (Gesamtcholesterin, TG), Niere, Urinstatus (vor Therapie, nach 1 Mo., dann alle 3 Mo.)
- Leber, Fette ↑: Lipidelektrophorese; Kontrolle nach 2 Wo., ggf. Dosisreduktion/Lipidsenker oder Therapieende
- Bei Diabetes engmaschige BZ-Kontrollen
- LZ-Therapie: Röntgen der Wirbelsäule, langen Röhrenknochen, Hand- und Fußgelenke (vor Therapie, anschließend jährlich)
- Kinder: Wachstumsparameter, Knochenentwicklung

Isotretinoin

z.B. Aknenormin 10/20 mg Weichkps. 30/50/60/100

Dos.: individuelle Dosisanpassung: i.d.R. 0,5–1 mg/kg/d (kumulative Gesamtdosis nicht > 120–150 mg/kg), Niedrigdosistherapie mit 10–20 mg/d

KI (abs.):
- SS, Stillzeit
- Allergie gegen Erdnüsse/Soja
- Leberinsuffizienz
- Hypervitaminose A
- Komedikation mit Tetracyclinen
- Hämorrhagische Diarrhö

KI (rel.):
- Frauen im gebärfähigen Alter (sichere Kontrazeption bis 1 Mo. nach Therapie!), Kinder < 12 J
- Depression (auch anamnestisch)
- Diabetes, Übergewicht, Alkoholmissbrauch, Fettstoffwechselstörungen (evtl. häufigere Untersuchungen der Serumlipid- und/oder BZ-Werte nötig)
- Niereninsuffizienz: Dosisanpassung zu Beginn
- Aggressive Dermabrasion, kutane Laserbehandlung, Wachsepilation
- Topische keratolytische/schälende Aknetherapeutika

WW:
- Vitamin A/andere Retinoide (Hypervitaminose A)
- Tetracycline (Hirndruck ↑)

UAW

Sehr häufig:
- Xerosis, Cheilitis sicca (nach Tagen), Desquamation, Pruritus
- Konjunktivitis, Blepharitis
- Myalgien/Arthralgien
- Transaminasen/TG ↑
- Anämie, Thrombozytopenie/-zytose, BSG ↑

Häufig:
- Epistaxis
- Sehstörungen, Kopfschmerzen
- Cholesterin/BZ ↑
- Hämaturie, Proteinurie
- Neutropenie

Selten:
- Keratitis
- Alopezie

- Allergische Hautreaktionen, anaphylaktische Reaktionen
- Depressionen, Angstgefühle, Stimmungsschwankungen
- Nachtsehen ↓ (eingeschränktes Reaktionsvermögen)
- LZ-Therapie: Hyperostosen, Osteoporose, Weichteilverkalkungen (sehr selten)

Monit.:
- SS-Test (vor, alle 4 Wo. und 5 Wo. nach Ende der Therapie)
- BB, Leber, Fette, Niere, Urinstatus (vor Therapie, nach 1 Mo., dann alle 3 Mo.)
- Bei Diabetes engmaschige BZ-Kontrollen

Alitretinoin

z.B. Toctino 10/30 mg Weichkps. 30

Dos.: 1 × 1/d zu einer Mahlzeit

KI (abs.):
- SS, Stillzeit
- Leber-/Niereninsuffizienz
- Nicht ausreichend eingestellte Hypercholesterinämie, Hypertriglyceridämie oder Hypothyreoidismus
- Komedikation mit Vitamin A/Hypervitaminose A
- Komedikation mit Tetrazyklinen (Hirndruck ↑)
- Allergie gegen Erdnüsse/Soja

KI (rel.):
- Frauen im gebärfähigen Alter (sichere Kontrazeption bis 1 Mo. nach Therapie!), Kinder < 18 J
- Depression (auch anamnestisch)
- Diabetes mellitus, Adipositas par magna (Dosisanpassung)

WW:
- ↑: Ketokonazol
- (↓): Simvastin

UAW

Sehr häufig:
- Nachtsehen ↓ (eingeschränktes Reaktionsvermögen)
- Kopfschmerzen
- ↑: TG/Gesamtcholesterin (Cave: akute Pankreatitis)

Häufig:
- ↑: Transaminasen, CK, Thrombozyten
- ↓: Blutgerinnung, TSH/fT4, HDL-Cholesterin
- BB-Veränderungen
- Konjunktivitis, Augentrockenheit und -reizung
- Gesichtsröte, Hauttrockenheit (Cheilitis), Haarausfall
- Arthralgie, Myalgie

Geleg.: – Sehstörungen, Katarakt
– Pruritus, Desquamation
– Epistaxis
– Exostosen, Hyperostosen, Spondylitis ankylosans, Weichteilverkalkungen

Selten: – Vaskulitis
– Pseudotumor cerebri

Monit.: – SS-Test alle 4 Wo. (alle 4 Wo. und 5. Wo. nach Ende der Therapie)
– Fette (Gesamtcholesterin, TG), bei zusätzlichen Risikofaktoren für Hypercholesterinämie engmaschige Kontrollen und ggf. Dosisanpassung
– Transaminasen und SD-Werte nur bei Risikopatienten oder bekannter Hyperthyreose

Schwangerschaft, Stillzeit, Anwendung bei Kindern

Präparat	SS	Stillzeit	Kinder
Acitretin	*kontraindiziert (absolut)!* stark teratogen beim Menschen; vor, während und bis 2 Jahre nach der Behandlung Schwangerschaft ausschließen	*kontraindiziert (absolut)!* milchgängig; abhängig von der Dosis, Art der Anwendung und Dauer der Medikation kann eine ernsthafte Schädigung des Säuglings eintreten	bei strenger Indikationsstellung möglich
Isotretinoin	*kontraindiziert!* teratogen beim Menschen, großes Risiko äußerst ernsthafter und schwerwiegender Missbildungen für den Fötus; zuverlässige Kontrazeption 1 Mo. vor, während und mindestens 1 Mo. nach der Behandlung! Sollte eine Schwangerschaft eintreten, muss die Behandlung abgebrochen werden und die Patientin zur Abklärung und Beratung oder an einen Arzt mit Erfahrung in Teratologie überwiesen werden!	*kontraindiziert!* milchgängig; abhängig von der Dosis, Art der Anwendung und Dauer der Medikation kann eine ernsthafte Schädigung des Säuglings eintreten	< 12 J nicht empfohlen
Alitretinoin	*kontraindiziert!* teratogen beim Menschen, großes Risiko äußerst ernsthafter und schwerwiegender Missbildungen für den Fötus; zuverlässige Kontrazeption 1 Mo. vor, während und mindestens 1 Mo. nach der Behandlung! Sollte eine Schwangerschaft eintreten, muss die Behandlung abgebrochen werden und die Patientin zur Abklärung und Beratung oder an einen Arzt mit Erfahrung in Teratologie überwiesen werden!	*kontraindiziert!* milchgängig; abhängig von der Dosis, Art der Anwendung und Dauer der Medikation kann eine ernsthafte Schädigung des Säuglings eintreten	< 18 J nicht empfohlen

8. Virustatika

Dosisanpassung bei allen Virustatika (bis auf Brivudin) bei Niereninsuffizienz den Fachinformationen entnehmen!

Aciclovir

z.B. Zovirax 200/-400/-800 mg Filmtbl. 25/100 (200 mg) 35 (400/800 mg)

z.B. Zovirax Suspension (5 ml = 200 mg) 62,5/125 ml

Dos.: 4–5 × 200 mg/d p.o. (alle 4–6 h); 5 × 800 mg/d p.o. alle 4 h

z.B. Zovirax Trockensubstanz (250/500 mg) 5

Dos.: 3 × 5–10 mg/kg/d i.v. (alle 8 h)

KI (abs.): – SS, Stillzeit

KI (rel.):
- Eingeschränkte Nierenfunktion, Anurie (Dosisanpassung, verlängerte Therapieintervalle)
- Begleitmedikation mit nephrotoxischen Medikamenten (Ciclosporin!)

WW: – Keine klinisch signifikanten Wechselwirkungen bekannt

UAW

Geleg.:
- GI(S)
- Exantheme, anaphylaktische Reaktionen
- Atembeschwerden
- ↑: Bilirubin, Leberenzyme, Krea, Harnstoff; ↓: hämatologische Parameter
- Schwindel, Verwirrtheit, Krampfanfälle (i.d.R. bei eingeschränkter Nierenfunktion/zu hoher Dosierung)
- Kopfschmerzen, Abgeschlagenheit, Schlafstörungen
- Fotosensibilitätsreaktionen
- Diffuser Haarausfall

Monit.: – BB, Leber, Niere, Urinstatus

Brivudin

z.B. Zostex 125 mg Tbl. 7

Dos.: 1 × 1/d p.o.

KI (abs.):
- SS, Stillzeit, Kinder (keine Erfahrung)
- Pat. unter Chemotherapie, insbesondere mit 5-FU (einschließlich topische Anwendung), mit 5-FU-Prodrugs (z.B.

Capecitabin, Floxuridin, Tegafur), Kombinatiospräparaten mit diesen Wirkstoffen oder anderen 5-Fluoropyrimidinen: ggf. tödliche Toxizität!
- Immunsuppression
- Schwere systemische Mykosen unter Flucytosin-Therapie

KI (rel.): Proliferative Lebererkrankungen (z.B. Hepatitis)
- Bereits voll ausgeprägte Zoster-Hauterscheinungen
- 5-FU und andere 5-Fluoropyrimidine (Capecitabin, Floxuridin, Tegafur, Flucytosin): Akkumulation und verstärkte Toxizität

WW:
- Möglicherweise Chorea bei Einnahme dopaminerger AM (Parkinson)

Häufig:
- Übelkeit

Geleg.:
- Granulozytopenie, Eosinophilie, Anämie, Lymphozytose, Monozytose
- Kopfschmerzen, Schwindel, Somnolenz, Angststörung, Parästhesie
- GIS, Appetitlosigkeit
- Fettleber, Leberenzyme ↑
- Pruritus, Exantheme
- Hypertonie, grippeähnliche Symptome

Selten:
- Thrombozytopenie
- Halluzinationen, Verwirrtheit
- Geschmacksstörungen, Tremor
- Ohrenschmerzen, Knochenschmerzen
- Hypotonie
- ↑: Bilirubin, Hepatitis

Monit.:
- BB, Leber
- Mindestens 4-wöchiger Abstand und Bestimmung der DPD-Enzymaktivität nach der Behandlung mit Zostex vor Beginn einer Therapie mit 5-Fluoropyrimidin-haltigen AM!

Famciclovir

z.B. Famvir 125/-250/500 mg Filmtbl. 10 (125 mg) 15 (250 mg) 21 (500 mg)

Dos.:	– 3 × 500 mg/d bei unkompliziertem Zoster über 7 d – Bei Zoster ophthalmicus oder Immunsuppression über 10 d
Dos.:	– Primärer Herpes genitalis: 3 × 250 mg/d p.o. über 5 d – Herpes genitalis rezidivans: 2 × 250 mg/d p.o. maximal 12 Mo. – Immunsuppression: 2 × 500 mg/d über 7 d episodisch
KI (abs.):	– SS, Stillzeit – Pat. < 18 J
KI (rel.):	– Niereninsuffizienz (Dosisreduktion)
WW:	– Keine klinisch relevanten Wechselwirkungen bekannt
UAW	
Sehr häufig:	– Kopfschmerzen
Häufig:	– Schwindel, Somnolenz – Übelkeit, Erbrechen – Pruritus, Exantheme – Anormale Leberfunktionswerte
Geleg.:	– Urtikaria, Verwirrtheit
Selten:	– Schwindelgefühl, Halluzinationen, Somnolenz (bes. ältere Pat.) – u.U. eingeschränktes Reaktionsvermögen – Thrombozytopenie, Cholestase, Ikterus
Monit:	– Ø

Valaciclovir

z.B. Valtrex Filmtbl. 500 mg 42

Dos.: 3 × 2/d p.o. alle 8 h

z.B. Valtrex S Filmtbl. 500 mg 10

Dos.: 2 × 1/d p.o. alle 12 h *(bei Herpes genitalis),*
2 × 4 einmalig (bei Herpes labialis)

KI (abs.):	– SS, Stillzeit, Kinder < 12 J
KI (rel.):	– Niereninsuffizienz (Dosisreduktion), eingeschränkte Leberfunktion

WW: – Ø

UAW

Sehr häufig: – Kopfschmerzen

Häufig: – GI(S), Schwindel, Pruritus, Exantheme, Photosensitivität

Geleg.:
- Leukopenie, Thrombopenie
- Verwirrtheit, Halluzinationen, Schwindel, Unruhe
- Vorübergehender Anstieg der Leberwerte
- Nierenschmerzen, Hämaturie
- Dyspnoe
- Urtikaria

Selten:
- Psychosen, Krampfanfälle
- Ataxie, Delirium
- Anaphylaktische Reaktionen, Quincke-Ödem
- ↑: Harnstoff, Krea (Nierenversagen)

Monit.: – BB, Leber, Niere

Schwangerschaft, Stillzeit, Anwendung bei Kindern

Präparat	SS	Stillzeit	Kinder
Aciclovir	strenge Indikationsstellung (Gr6)	strenge Indikationsstellung; milchgängig	200 mg: möglich; Kinder < 2 J Dosisreduktion
Brivudin	kontraindiziert (Gr4)	kontraindiziert (La2); milchgängig	nicht empfohlen (unzureichende Erfahrung)
Famciclovir	kontraindiziert (Gr4)	kontraindiziert; milchgängig	nicht zugelassen <18 J
Valaciclovir	strenge Indikationsstellung (Gr6)	nicht empfohlen (La2)	nicht zugelassen <12 J

9. Sonstige

Bosentan

Tracleer 62,5/-125 mg Filmtbl. 56

Dos.: Behandlungsbeginn: 2 × 62,5 mg/d über 4 Wo., anschließend 2 × 125 mg/d unabhängig von den Mahlzeiten

KI (abs.):
- SS, Stillzeit
- Mittlere bis schwere Leberfunktionsstörungen (Child-Pugh-Klasse B/C)
- GOT/GPT > 3-fach Norm
- Komedikation mit Ciclosporin

KI (rel.):
- Ø

WW:
- Wi ↑: Ciclosporin, Glibenclamid, Rifampicin (erhöhtes Risiko für Leberfunktionsstörungen), Tacrolimus, Sirolimus, Fluconazol, CYP3A4/2C9-Inhibitoren
- Wi ↓: CYP3A4-Induktoren (z.B. Rifampicin, Carbamazepin)
- Orale Kontrazeptiva, Warfarin, Glibenclamid, Simvastatin (Wi ↓)

UAW

Häufig:
- Kopfschmerzen, Übelkeit
- Anämie
- Bei COPD Dyspnoe (reversibel)

Geleg.:
- Leberwerte ↑, Hepatitis, Bilirubinämie, GI(S)
- BB-Veränderungen
- Exantheme, Pruritus

Selten:
- Leberzirrhose/-versagen
- Anaphylaxie, angioneurotisches Syndrom
- Flush-Symptomatik
- Anämie
- Beinödeme, Hypotonie, Palpitationen
- Eingeschränktes Reaktionsvermögen

Monit.:
- RR (Behandlungsbeginn nur wenn systolischer RR > 85 mm Hg)
- Leber (vor Therapie, anfangs 1 ×/Mo., zusätzlich jeweils 2 Wo. nach Dosissteigerung)
- BB (Hb! vor Therapie, 4 Mo. 1 ×/Mo., anschließend vierteljährlich)
- SS-Test 1 ×/Mo.

Chloroquin

z.B. Resochin Tabletten Filmtbl. 250 mg 20/50/100

Dos.: 1 × 1/2–1/d; Tageshöchstdosis nicht über 4 mg/kg Idealgewicht (Körpergröße in cm minus 100; Männer –10%, Frauen –15%)

Hydroxychloroquin

Quensyl Tbl. 200 mg 30/100

Dos.:
- Tageshöchstdosis nicht über 6,5 mg/kg Idealgewicht (s.o.)
- Anfangsdosis ggf. 400 mg/d, Erhaltungsdosis 200 mg/d zu den Mahlzeiten mit Flüssigkeit

KI (abs.):
- SS, Stillzeit, Kinder < 6 J
- Retinopathie, Makulopathie
- G6PDH-Mangel, hämatopoetische Erkrankungen
- Myasthenia gravis

KI (rel.):
- Kinder > 6 J (nur Chloroquin)
- Psoriasis, Porphyrien
- Epilepsie
- Gastrointestinale, neurologische oder hämatologische Vorerkrankungen
- Dosisanpassung: Nieren-/Leberinsuffizienz

WW:
- Andere Basistherapeutika (UAW ↑)
- Aminoglykoside (neuromuskuläre Blockade ↑)
- Hepatotoxische AM, MAO-Hemmer
- Wi ↓: Antazida, Kaolin (4 h versetzte Einnahme)
- Wi ↑: Cimetidin
- Neostigmin, Pyridostigmin, Ampicillin (Wi ↓)
- Ciclosporin, Digoxin, MTX, Antidiabetika/Insulin (Wi ↑)
- Kortikosteroid-Derivate (Kardio- und Myopathien, BB-Veränderungen ↑)
- Mefloquin, Bupropion (Risiko für Krampfanfälle ↑)
- Pyrimethamin/Sulfadoxin, Phenylbutazon (erhöhtes Risiko von schweren Hautreaktionen)
- Probenecid, Indometacin (Augenkomplikationen ↑)
- Metronidazol (akute dystonische Reaktionen)
- Alkohol (Lebertoxizität ↑)

UAW

Häufig:
- GI(S)

Geleg.:	– Schläfrigkeit, Schwindel, Kopfschmerzen → eingeschränktes Reaktionsvermögen – Akkomodationsstörungen, Hornhauttrübung – Hypotonus – Tinnitus, Taubheit	
Selten:	– Juckreiz, Fotosensibilisierung, Pigmentstörungen, Alopezie – Exazerbation einer Psoriasis oder Porphyria cutanea tarda – Myopathien, myasthenisches Syndrom – Retinopathien (irreversibel!) – Leberschädigung – KM-Depression – EKG-Veränderungen der T-Welle	
Monit.:	– Vor Therapie: augenärztliche Untersuchungen, BB, Leber – Alle 2 Mo.: BB, Leber; alle 3–6 Mo.: augenärztliche Untersuchungen – BB (vor Therapie, anschließend alle 2 Mo.) – Bei ersten Anzeichen einer Retinopathie (Rotschwäche): Absetzen – Funktion der Skelettmuskulatur und Sehnenreflexe (bei LZ-Therapie)	

Clofazimin

Lampren Kps. 50 und 100 mg (Beschaffung nur über internationale Apotheke möglich)

Dos.: 50–100 mg/d

KI (abs.):	– Stillzeit
KI (rel.):	– SS, Leber-/Niereninsuffizienz – Rezidivierende Diarrhöen
WW:	– Ø
UAW	
Sehr häufig:	– Diarrhöen (40–50%) – Verfärbung der Haare (75–100%)
Häufig:	– GI(S) – Verfärbung von Konjunktiven, Kornea und Körper-/Tränenflüssigkeit (reversibel) – Ichthyosis, Hautverfärbungen (reversibel, aber lang anhaltend)

Geleg.: – Trockene Augen, Sehstörungen
– Exantheme, Pruritus
– Gewichtsverlust

Selten: – BZ ↑
– Kopfschmerzen, Müdigkeit
– Neuralgien, Geschmacksstörungen
– Anorexie, eosinophile Enteropathie
– Fotosensibilität, akneähnliche Eruptionen
– Eingeschränktes Reaktionsvermögen/Fahruntüchtigkeit

Monit.: – BB, Leber, Niere (*keine besonderen Empfehlungen publiziert*)

Dapson

z.B. Dapson-Fatol Tbl. 50 mg 25/50/100

Dos.: 50–200 mg/d nach der Mahlzeit mit reichlich Flüssigkeit, abendliche Einnahme bevorzugen

KI (abs.): – SS, Stillzeit, Kinder < 18 J
– Starker G6PDH-Mangel
– Anämie (Hb <10 g/dl)
– Schwere Lebererkrankungen

KI (rel.): – Ø

WW: – Wi ↑: Probenecid, Trimethoprim
– Wi ↓: Ursodesoxycholsäure

UAW: – Eingeschränktes Reaktionsvermögen

Häufig: – Hämolyse
– GI(S), Kopfschmerzen

Selten: – Methämoglobinämie
– Cholestase
– Hypalbuminämie
– Überempfindlichkeitsreaktionen, Exantheme
– «Dapson-Syndrom» (ähnlich Mononukleose)
– Periphere motorische Neuropathie

Monit.: – Vor Therapie: Diff.-BB, G6PDH und Met-Hb, Leber, Niere
– Unter Therapie: Diff.-BB, Met-Hb, Leber, Niere (anfangs wöchentlich; nach 1 Mo.: alle 2 Wo.; nach 3 Mo.: 1 ×/Mo.; nach 1 Jahr: alle 3–6 Mo.)

- Met-Hb bei 5–10%: Dosisreduktion um 50% bei klinischen Symptomen
- Hb < 9–10 g/dl und/oder Polyneuropathie: Absetzen

Cave:
- Bei Anwendung von Lokalanästhetika vom Amid-Typ (z.B. Prilocain, Lidocain) → Met-Hb ↑↑
- Met-Hb-Bildner (z.B. Lokalanästhetika)

Doxepin

z.B. Doxepin-ratiopharm *10/-25/-50/-100 mg Filmtbl. 20/50/100*

Dos.: 50–150 mg/d, einschleichen!

KI (abs.):
- SS, Stillzeit, Kinder < 12 J
- Engwinkelglaukom
- Akuter Harnverhalt, Restharnbildung
- Paralytischer Ileus
- Akute Intoxikation mit Hypnotika, Analgetika, Psychopharmaka, Alkohol

KI (rel.):
- Prostatahyperplasie (ohne Restharnbildung)
- Leber-/KM-Insuffizienz
- Hirnorganisches Psychosyndrom, erhöhte Krampfbereitschaft, Suizidgefährdung
- Hypokaliämie, Bradykardie, HRST

WW:
- Wi ↑: MAO-Hemmer (14 d vorher absetzen!), Antidepressiva, Neuroleptika, Sedativa, Alkohol, anticholinerge AM, Cimetidin
- Sympathomimetika (Wi ↑)
- Nitrate, Antihypertonika (antihypertensive Wi ↑)
- Reserpin, Clonidin (Wi ↓)
- Antiarrhythmika (Kl Ia und III), Antihistaminika, Neuroleptika (verlängertes QT-Intervall)
- Diuretika (Hypokaliämie ↑)

UAW

Häufig:
- Allergische Hautreaktionen, Pruritus
- Innere Unruhe, Libidoverlust, Miktions-/Ejakulationsstörungen
- Durst

Geleg.:
- Parästhesien, Hitze-/Kälteempfindungen, Ohrensausen
- Galaktorrhö, Ödeme
- Herzinsuffizienz ↑, HRST, Hypotonie, orthostatische Dysregulation

- Harnverhalt
- Eingeschränktes Reaktionsvermögen!
- Behandlungsbeginn, ältere Pat.:
  Schwitzen, Tremor, Unruhe
  Müdigkeit, Schwindel
  Mundtrockenheit, Obstipation, Gewichtszunahme
  Leberwerte ↑

Monit.: – RR, EKG, BB, Leber, Kalium (vor und während Therapie)

Cave: – Pat. mit psychiatrischen Erkrankungen

Epinephrin

z.B. Fastjekt/Fastjekt junior 1

Dos.: Einzelgabe von 0,3 ml Injektionslösung i.m. entspricht 0,3 mg Epinephrin (bei Fastjekt junior 0,15 mg)

KI (rel.):
- Kinder < 30 kg KG (Fastjekt), Kinder < 15 kg KG (Fastjekt junior) (< 15 kg Dosisanpassung)
- Hypertonus
- Thyreotoxikose
- Phäochromozytom
- Engwinkelglaukom
- Blasenentleerungsstörungen mit Restharnbildung
- Paroxysmale Tachykardie, hochfrequente absolute Arrhythmie
- Schwere Nierenfunktionsstörungen
- Koronar- und Herzmuskelerkrankungen, sklerotische Gefäßveränderungen
- Cor pulmonale
- Injektion an den Akren, Schock aus anderer Ursache (z.B. nach Blutverlust)
- Gleichzeitige Gabe von Betablockern oder anderen Sympathomimetika
- Asthmatiker mit Sulfitüberempfindlichkeit

KI (rel.):
- Ältere Pat. und Pat. mit einem erhöhten Sympathikotonus
- Diabetische Stoffwechsellage, Hyperkalzämie, Hypokaliämie

WW: – Ø

UAW:
- Hyperglykämie
- Palpitationen, ventrikuläre Rhythmusstörungen

- Pektanginöse Beschwerden
- Unruhe, Spannung, Angstgefühle
- Zittern, Schwitzen, Schwindel
- Kältegefühl an den Extremitäten, Hautblässe
- Schwäche, Benommenheit, Kopfschmerzen

Monit.: – Ø

Gabapentin

z.B. Gabapentin 100/300/400 mg Hartkps. 20/100/200 (100 mg) 50/100/200 (300/400 mg)
Gabapentin 600/800 mg Filmtbl. 50/100/200
Dos.: Maximale Dosis 3600 mg/d, aufgeteilt in 3 ED

Therapiebeginn: 300 mg am 1. Tag, 2 × 300 mg am 2. Tag, 3 × 300 mg am 3. Tag
Alternativ: Anfangsdosis 3 × 300 mg/d
Aufdosierung: In Schritten von 300 mg/d alle 2–3 d

KI (abs.): – Ø

KI (rel.):
- Akute Pankreatitis
- Kinder < 18 J
- Geriatrische Pat., schlechter Allgemeinzustand
- Niereninsuffizienz, Dialyse (Dosisanpassung)

WW:
- Wi ↓: Antazida (Einnahmeabstand von 2 h)
- Wi ↑: Morphin

UAW:
- Eingeschränktes Reaktionsvermögen!
- Sturzgefahr (v.a. ältere Pat.)
- Falsch-positive Harnteststreifen (Gesamt-Eiweiß)

Sehr häufig:
- Virusinfektionen
- Somnolenz, Schwindel, Müdigkeit
- Fieber

Häufig:
- Infektionen
- Multiple psychiatrische und neurologische Nebenwirkungen (u.a. Verwirrtheit, Depressionen)
- Tremor, Schlaflosigkeit
- Kopfschmerzen
- Missempfindungen, Koordinationsstörungen
- Sehstörungen, Schwindel

- Leukopenie
- Anorexie, Appetit ↑
- Arthralgien/Myalgien
- Pruritus, Hautausschlag, Ödeme
- Hypertonie, Vasodilatation
- Dyspnoe, Husten
- GI(S)
- Impotenz

Geleg.:
- Urtikaria, generalisierte Ödeme
- Transaminasen/Bilirubin ↑

Monit.:
- keine Empfehlung laut Fachinformation

Iloprost

z.B. Ilomedin 20 μg/1 ml Konzentrat 5/20

Dos.: 0,5–2,0 ng Iloprost/kg KG/min über 6 h, täglich als i.v. Infusion

KI (abs.):
- SS, Stillzeit
- Florides Magenulkus, Polytrauma, intrakranielle Blutungen (Blutungskomplikationen)
- Schwere KHK, instabile Angina pectoris, Zustand nach Myokardinfarkt (innerhalb 6 Mo.)
- Herzinsuffizienz (NYHA II–IV), HRST
- Verdacht auf Lungenstauung

KI (rel.):
- Hypotonus
- Raucher
- Dialysepflichtige Niereninsuffizienz, Leberzirrhose (Dosisreduktion auf die Hälfte)
- TIA, Apoplex (innerhalb 3 Mo.)

WW:
- Thrombozytenaggregationshemmer, Heparin, orale Antikoagulanzien (Blutungsrisiko ↑)
- β-Blocker, Calciumantagonisten, Vasodilatatoren, ACE-Hemmer (Hypotonus ↑)

UAW

Sehr häufig:
- Übelkeit, Erbrechen, Kopfschmerzen
- Gesichtsrötung, Schwitzen

Häufig:
- Kiefer-, Kaumuskelschmerz, Trismus
- Myalgie, Arthralgie
- Schwindel, Par-/Hypästhesie, Ruhelosigkeit

- Schläfrigkeit, Apathie
- GI(S) inkl. GI(S)-Blutungen
- Hypotonie, Bradykardie
- Fieber, Schüttelfrost

Geleg.:
- Pruritus
- Tetanie, Muskelkrämpfe, Tremor
- Angst, Depression
- Abnormale, verschwommene Sicht, Augenirritationen/ -schmerzen
- Geschmacksstörungen, Dysphagie
- Ikterus
- Arrhythmie, Extrasystolen
- Schlaganfall, Ischämie, Myokardinfarkt
- Tiefe Venenthrombose, Lungenembolie
- Asthma
- Nierenschmerzen, Dysurie, Harntrakterkrankungen

Selten:
- Husten
- Proktitis

Monit.:
- RR, Puls (zu Beginn und nach jeder Dosissteigerung während der Infusion)
- Individuelle Dosisanpassung/Infusionsgeschwindigkeit je nach Verträglichkeit

Methantheliniumbromid
Vagantin Drg. 50 mg 20/50/100
Dos.: 3 x 1/d etwa 15–30 min vor den Mahlzeiten

KI (abs.):
- Stillzeit
- Engwinkelglaukom
- Harnverhaltung bei Prostataadenom oder andere Blasenentleerungsstörungen mit Restharnbildung
- Mechanische Stenosen im Bereich des Magen-Darm-Kanals, Megacolon, schwere chronisch-entzündliche Darmerkrankungen
- Tachyarrhythmie
- Myasthenia gravis
- Akutes Lungenödem

KI (rel.):
- SS, Kinder < 12 J
- Niereninsuffizienz, Lebererkrankungen

WW: – Wi ↑: Amantadin, Chinidin, tri-/tetrazyklische Antidepressiva, Neuroleptika, Disopyramid, Antihistaminika
– Dopaminantagonisten (z.B. Metoclopramid): gegenseitige Abschwächung der Wirkung auf die Motilität des Magen-Darm-Traktes
– (Wi ↑): Antihistaminika, Disopyramid; β-Sympathikomimetika (Tachykardie)
– Allgemein: Verminderung der Magen-Darm-Motilität (Absorptionsverzögerung und/oder verstärkte Resorption anderer Medikamente)

UAW: – Eingeschränktes Reaktionsvermögen (Akkomodationsstörungen)
– Miktionsstörungen
– Trockene Haut
– Tachykardie
– Glaukomauslösung (Engwinkelglaukom)

Häufig: – Mundtrockenheit

Monit.: – Ø

Methoxsalen (8-Methoxypsoralen)

Meladinine Tbl. (10 mg) 50

Dos.: individuelle Dosierung nach KG (0,6 mg/kg), Einnahme 2 h vor Bestrahlungsbeginn

KI (abs.): – SS, Stillzeit, Kinder < 12 J
– Xeroderma pigmentosum
– Dysplastisches Nävussyndrom, malignes Melanom
– Lupus erythematodes, Dermatomyositis, Porphyrien
– Aphakie, Katarakt
– Schwere Herzerkrankungen
– Hepatopathie
– Stark eingeschränkte Nierenfunktion
– Tuberkulose
– Behandlung mit Zytostatika

KI (rel.): – Epitheliale Hauttumoren in der Vorgeschichte (Plattenepithelkarzinom, Basalzellkarzinom, M. Bowen)
– Vortherapie mit: Arsen, Zytostatika/Immunsuppressiva (z.B. MTX, Ciclosporin), ionisierenden Strahlen oder N-Lost (Karzinomrisiko)

- Immunsuppression
- Orthostatische Regulationsstörungen
- Fotosensibilisierende/-toxische Medikamente

WW:
- Wi ↓: Phenytoin
- Wi ↑: Tolbutamid
- Paracetamol, Cumarin (Wi ↑)
- Reduzierte Antipyrin-Clearance

UAW:
- Eingeschränktes Reaktionsvermögen

Häufig:
- Pruritus, Erythem, PUVA-Lentigines
- Nausea

Geleg.:
- Kopfschmerzen, Schwindel
- Schmerzen in der Haut, Köbner-Phänomen bei Psoriasis vulgaris

Selten:
- Verbrennungen
- Cave: Fototoxische Reaktionen können auch hinter Fenstergläsern auftreten

Monit.:
- BB, Urinstatus (vor Therapie, anschließend alle 6 Mo.)
- Vor Therapiebeginn augenärztliche Untersuchung
- Schutzbrille mit UV-absorbierenden Gläsern (spezielle Kantenfiltergläser mit UV-Kante bei 400 nm und Seitenschutz, z.B. der Fa. Schweizer, Zeiss, Rodenstock oder Essilor), Sonnenschutz, ggf. Handschuhe bis 24 h nach der Einnahme
- Genitalbereich abdecken

Bemerkung:
- Bei schlechter Verträglichkeit ggf. 5-Methoxypsoralen (Geralen®) als Alternativpräparat (nur in Österreich zugelassen) versuchen

Naltrexon

z.B. Nemexin Filmtbl. 50 mg 30/50

Dos.: 1 × 1/d

KI (abs.):
- Schwere Leberschäden, akute Hepatitis
- Kinder < 18 J
- Opioidanalgetika, opioidabhängige Pat. (auch unter Methadon-Therapie), ältere Menschen

KI (rel.):
- Eingeschränkte Leber-/Nierenfunktion

WW:
- Opioidhaltige Antitussiva, Antidiarrhoika oder Analgetika (Wi ↓)
- Cave: Lebensgefahr bei Selbstverabreichung hoher Dosen von Opioidanalgetika!
- Ansprechbarkeit auf Opiate nach Therapie mit Naltrexon u.U. erhöht (Toxizität ↑)!

UAW

Sehr häufig:
- Schlafstörungen, Angstzustände, Nervosität, Kopfschmerzen
- GI(S)
- Myalgien, Arthralgien

Häufig:
- Appetitlosigkeit, Durstgefühl
- Niedergeschlagenheit, Reizbarkeit, Benommenheit
- Erytheme
- Thoraxschmerzen
- Potenz-/Ejakulationsstörungen
- Schüttelfrost, Schweißausbrüche, gesteigerter Tränenfluss

Geleg.:
- Hypo-/Hypertonus
- Herzklopfen, Schwindel
- Tremor, Sehstörung, Agitiertheit, Verwirrtheit
- Schwäche, Müdigkeit
- Atemnot
- Leberfunktionsstörung, Bilirubinanstieg, Hepatitis
- Eingeschränktes Reaktionsvermögen

Monit.:
- Leber

  Bemerkung: Naltrexon kann bei Opiatabhängigen ein Entzugssyndrom auslösen

Pregabalin

z.B. Lyrica 25/50/75/100/150/200/225/300 mg Hartkps. 14/100 (25 mg) 21/100 (50/100 mg) 14/56/100 (75 mg) 56/100 (150/225/300 mg) 21 (200 mg)

Dos.: 150–600 mg/d (in 2–3 ED)

Therapiebeginn: 150 mg/d, nach 3–7 d Erhöhung auf 300 mg/d, bei Bedarf nach weiteren 7 d 600 mg/d

KI (abs.):	– Ø
KI (rel.):	– Kardiovaskuläre Erkrankungen – Drogenmissbrauch (auch anamnestisch) – Niereninsuffizienz (Dosisanpassung)
WW:	– Zentraldämpfende AM (respiratorische Insuffizienz, Koma) – (Wi ↑): Oxycodon, Ethanol, Lorazepam – Bei Kombinationen mit z.B. Opoid-Analgetika erhöhtes Risiko für Obstipation
UAW:	– Sturzgefahr (v.a. ältere Pat.) – Eingeschränktes Reaktionsvermögen – Cave: Diabetiker (ggf. Dosisanpassung der Antidiabetika) – Erhöhtes Risiko für suizidale Gedanken
Sehr häufig:	– Benommenheit, Somnolenz
Häufig:	– Sehstörungen, Schwindel – Appetit/Gewicht ↑, GI(S) – Multiple psychiatrische und neurologische Nebenwirkungen (u.a. Verwirrtheit, Reizbarkeit, Euphorie, Aufmerksamkeitsstörungen) – Koordinationsstörungen, Missempfindungen – Periphere Ödeme – Verringerte Libido, erektile Dysfunktion
Geleg.:	– Anorexie – Geschmacksverlust, Sprachstörungen, Nasopharyngitis – Tachykardie, Dyspnoe – Hautausschlag, Hyperhidrose – Myalgien/Arthralgien, Krämpfe – Harninkontinenz, Dysurie – ↑: CK, ALT, APT – Thrombopenie
Selten:	– Leuko-/Neutropenie – Hypo-/Hyperglykämie, Hypokaliämie – ↑: Krea – HRST, Durchblutungsstörungen – Nasopharyngitis – Aszites, Pankreatitis

- Rhabdomyolyse
- Nierenversagen, Oligurie
- Brustschmerzen, Dysmenorrhö

Monit.: – Keine Empfehlung laut Fachinformation

Schwangerschaft, Stillzeit, Anwendung bei Kindern

Präparat	SS	Stillzeit	Kinder
Bosentan	kontraindiziert (Gr6); sichere Kontrazeption (orale Antikonzeptiva allein nicht ausreichend!)	kontraindiziert (La1)	unzureichende Daten <2 J (Indikation: pulmonale arterielle Hypertonie!); bei Indikation Sklerodermie kontraindiziert <18 J
Chloroquin/ Hydroxychloroquin	strenge Indikationsstellung; passiert die Plazentaschranke, mögliche Organschäden beim Feten; sichere Kontrazeption während und mindestens 3 Mo. nach Therapieende	kontraindiziert (La2)	Hydroxychloroquin: ab 6 J (> 35 kg), maximal 6 Mo.!
Clofazimin	kontraindiziert	kontraindiziert; milchgängig	nur Einzelfallberichte bei Kindern und Jugendlichen
Dapson	kontraindiziert (Gr5)	kontraindiziert	nur Einzelfallberichte bei Kindern und Jugendlichen
Doxepin	strenge Indikationsstellung; plazentagängig, Missbildungsrate während 1. Trim. möglicherweise erhöht, Beeinträchtigung der Fertilität (Tierversuch)	kontraindiziert; milchgängig	<12 J kontraindiziert, >12 J nur in Ausnahmefällen und mit niedrigerer Dosierung
Gabapentin	strenge Indikationsstellung (Gr4)	kontraindiziert (La2)	nicht empfohlen <18 J (bei Epilepsie Zulassung ab 6 J)
Iloprost	kontraindiziert (Gr6)	kontraindiziert (La1)	nur Einzelfallberichte bei Kindern und Jugendlichen

Fortsetzung

Präparat	SS	Stillzeit	Kinder
Methantheliniumbromid	strenge Indikationsstellung im 3. Trimenon und unter der Geburt (Bradykardien und Tachykardien beim Feten und Neugeborenen)	kontraindiziert; milchgängig (Substanz führt zur Verminderung der Milchproduktion)	Erfahrungen <12 J begrenzt
Methoxsalen	kontraindiziert (Gr4)	kontraindiziert (La1)	<12 J kontraindiziert, >12 J nur in Ausnahmefällen
Naltrexon	kontraindiziert (Gr6); im Tierversuch embryoletal	kontraindiziert (La1)	<18 J kontraindiziert
Pregabalin	kontraindiziert (Gr6)	kontraindiziert (La1)	nicht empfohlen <18 J (fehlende Erfahrung)

Therapie der Geschlechtskrankheiten

(nach den Empfehlungen der Deutschen STD-Gesellschaft und des Centers for Disease Control (CDC))

Syphilis

Frühsyphilis (<1 J)
Benzathin-Penizillin G, 2,4 Mega i.m. einmalig (je 1,2 Mega links/rechts gluteal!)
Alternativ:
Doxycyclin 2 × 100 mg/d für 14 d
Erythromycin 4 × 500 mg/d für 14 d

Cave: Azithromycin ist zwar wirksam, jedoch werden zunehmend resistente *Treponema-pallidum*-Stämme beobachtet.

Spätsyphilis (>1 J)
Cave: Herxheimer-Reaktion (Prävention: 1 mg Prednisolonäquivalent/kg einmalig p.o. 1 h vor Antibiotikatherapie)
Benzathin-Penizillin G, 3 × 2,4 Mega i.m. an den Tagen 1, 8, 15 (je 1,2 Mega links/rechts gluteal!)
Alternativ:
Doxycyclin 2 × 100 mg/d für 28 d
Erythromycin 4 × 500 mg/d für 28 d

Cave: Azithromycin ist zwar wirksam, jedoch werden zunehmend resistente *T.-pallidum*-Stämme beobachtet.

Spätsyphilis (ohne Neurosyphilis)
Benzathin-Penizillin G, 3 × 2,4 Mega i.m., an den Tagen 1, 8, 15

Neurosyphilis
Penizillin G, 3–4 Mio. I.E. 6/d oder Ceftriaxon 1 × 2 g/d für mindestens 14 d
Alternativ:
Doxycyclin 4 × 200 mg/d für 28 d

Gonorrhö

Ceftriaxon 1–2 g einmalig i.m. (*Partnertherapie bes. bei «Männern, die Sex mit Männern haben, MSM»!)*

Alternativ:
Doxycyclin 200 mg/d für 7 d
Azithromycin 1 g p.o. (wegen häufig begleitender Chlamydien infektion!)

Herpes genitalis

Erstmanifestation
Aciclovir 3 × 400 mg/d oder 5 × 200 mg/d für 7–10 d
Famciclovir 3 × 250 mg/d für 7–10 d
Valaciclovir 2 × 1g/d für 7–10 d

Herpes genitalis recidivans
z.B. Aciclovir 3 × 400 mg/d oder 2 × 800 mg/d für 5 d
Famciclovir 2 × 125 mg/d für 5 d
Famciclovir 2 × 1000 mg/d für 1 d
Valaciclovir 1 g/d für 5 d

Suppressive Dauertherapie bei häufigen Rezidiven
Aciclovir 2 × 400 mg/d
Famciclovir 2 × 250 mg/d
Valaciclovir 500–1000 mg/d

Ulcus molle

Azithromycin 1 g p.o. einmalig
Ceftriaxon 250 mg i.m. einmalig

Granuloma inguinale

Azithromycin 1 g p.o. einmalig
Ceftriaxon 250 mg i.m. einmalig

Abkürzungen

AB	Antibiotika
ACE	Angiotensin-converting enzyme
AK	Antikörper
AM	Arzneimittel
Amp.	Ampulle
AP	Alkalische Phosphatase
BB	Blutbild
BCG	Bacille Calmette-Guérin
best.	bestimmt/e
BSA	Body surface area
BSG	Blutkörperchensenkungs-geschwindigkeit
BZ	Blutzucker
BZT	Blutzuckertagesprofil
CK	Creatin-Kinase
COPD	chronisch obstruktive Lungen-erkrankung/chronic obstructive pulmonary disease
CYP	Zytochrom P
d	day(s)
Diff.	Differenzial
DMARDs	antirheumatisch wirkende Basis-therapeutika/disease-modifying antirheumatic drugs
Dos.	Dosierung
DPD	Dihydropyrimidindehydrogenase
Drg.	Dragee
ED	Einzeldosis
fragl.	fraglich
5-FU	5-Fluorouracil
geleg.	gelegentlich
GGT	Gammaglutamyltransferase
GI(S)	gastrointestinale (Störungen)
GIT	Gastrointestinaltrakt
GOT	Glutamat-Oxalacetat-Trans-aminase
G6PDH	Glukose-6-Phosphat-Dehydro-genase
GPT	Glutamat-Pyruvat-Transaminase
h	hour(s)
HACA	Human anti-chimeric antibodies
Hb	Hämoglobingehalt
HBsAg	Hepatitis B surface antigen
HMG-CoA	3-Hydroxy-3-methylglutaryl-Coenzym-A
HRST	Herzrhythmusstörungen
HUS	Hämolytisch-urämisches Syndrom
HWZ	Halbwertszeit
i.d.R.	in der Regel
I.E.	Internationale Einheiten
IFN	Inferferon
i.m.	intramuskulär
IUP	Intrauterinpessar
i.v.	intravenös
J	Jahr(e)
JIA	juvenile idiopathische Arthritis
KG	Körpergewicht
KHK	koronare Herzkrankheit
KI	Kontraindikationen (abs. = absolut; rel. = relativ)
KM	Knochenmark
KOF	Körperoberfläche
Kps.	Kapseln
Krea	Kreatinin
LDH	Laktatdehydrogenase
Leber	GGT, GOT, GPT
LZ	Langzeit
MAO	Monoaminoxidase
Met-Hb	Methämoglobin
Mo.	Monat(e)
Monit.	Monitoring (empfohlene Therapieüberwachung)
MS	Multiple Sklerose
MTX	Methotrexat
Niere	Harnstoff, Kreatinin
N-Lost	Stickstofflost
NNR	Nebennierenrinde
NSAR	nicht steroidale Antirheumatika
NW	Normalwert
NYHA	New York Heart Association
Pat.	Patienten
p.o.	per os
PUVA	Psoralene plus UV-A
RA	rheumatoide Arthritis
Rö	Röntgen
RR	Blutdruck
s.c.	subkutan
SD	Schilddrüse
SH	Schleimhaut
SLE	Systemischer Lupus erythematodes
SS	Schwangerschaft
SSRI	Selektive serotonin reuptake inhibitor
Tbl.	Tabletten
TG	Triglyzeride
TIA	Transitorische ischämische Attacke
TNF	Tumor-Nekrose-Faktor
TPMT	Thiopurinmethyltransferase
Tr.	Tropfen
Trim.	Trimenon
TSH	Thyroidea stimulierendes Hormon
Tx	Transplantation
UAW	unerwünschte Arzneimittel-wirkungen
Wi ↑	Wirkung(sverstärkung)
Wi ↓	Wirkung(sabschwächung)
Wo.	Woche(n)
WW	Wechselwirkungen
ZNS	Zentralnervensystem

Notizen

Notizen